U0245987

从"肠"计议

The Anti-Viral Gut:
Tackling Pathogens from the Inside Out

［美］

萝宾·丘特坎（Robynne Chutkan）著

胡小锐 译

中信出版集团 | 北京

图书在版编目（CIP）数据

从"肠"计议 /（美）萝宾·丘特坎著；胡小锐译
. -- 北京：中信出版社，2023.8
书名原文：The Anti-Viral Gut: Tackling
Pathogens from the Inside Out
ISBN 978–7–5217–5782–8

I. ①从…　II. ①萝…　②胡…　III. ①消化系统－普
及读物②免疫－普及读物　IV. ① R322.4–49
② Q939.91–49

中国国家版本馆 CIP 数据核字（2023）第 105881 号

从"肠"计议
著者：　　〔美〕萝宾·丘特坎
译者：　　胡小锐
出版发行：中信出版集团股份有限公司
　　　　　（北京市朝阳区东三环北路 27 号嘉铭中心　邮编　100020）
承印者：　宝蕾元仁浩（天津）印刷有限公司

开本：880mm×1230mm　1/32　　印张：9　　　　字数：200 千字
版次：2023 年 8 月第 1 版　　　　印次：2023 年 8 月第 1 次印刷
京权图字：01–2023–2725　　　　　书号：ISBN 978–7–5217–5782–8
　　　　　　　　　　　定价：65.00 元

让我们一起从过去吸取教训
了解现在，并为未来做准备

目录

序言

了解病人比知道病人患了何种疾病更加重要。

——希波克拉底

2020 年 1 月 20 日，英国船籍邮轮钻石公主号从日本横滨启航。离港 5 天后，船上一位 80 岁的老人因发烧、咳嗽下船求医。一周后，中国香港官方宣布，这名乘客感染了新型冠状病毒（简称"新冠病毒"，SARS-CoV-2）。钻石公主号上的感染暴发可以被看成我们在现实生活中无法完成的一项试验：把不同的人集中到一起，让他们接触一种高传染性的新型病毒，然后观察接下来的变化。最终，船上有 1/5 的人被感染，死亡率约为 2%。看到这些数字（尤其是数值不大但意义重大的死亡率），同时考虑到还有更多的具体数量未知的人虽然活下来，但持续表现出症状，我们不由得对这次以及未来的病毒大流行提出一个非常重要的问题：为什么受到伤害的会是他们？

为什么有些人会因感染病毒而患上严重甚至致命的疾病，

如新型冠状病毒肺炎（简称"新冠肺炎"，COVID-19），而另一些人只出现轻微症状，甚至毫无症状？为什么有的人多次接触病毒也不会被感染？即便感染病毒，有的人能完全康复，有的人则会受到长期症状的困扰，这到底是什么因素决定的？仅仅是凭运气，还是可以根据某些重要线索预测谁会站着离开钻石公主号，谁又会躺着离开呢？

这些结果看起来似乎是随机的，但我要告诉你，绝非如此。在与病毒的战斗中取得胜利并不是因为运气和巧合，也不是因为病毒的毒力有差异，而是因为身为宿主的我们自身及我们的防御能力有差异，感染的结果就是由这些差异决定的。换言之，与其说这与病原体的毒力有关，不如说与宿主的健康状况有关。

宿主的健康状况与病原体的毒力一样重要，甚至更重要，这个观点每天都在那些近距离接触病毒却从未生病的人身上得到了证实。即使是像埃博拉病毒这样危险的病毒，也只能成功感染1/3的成年接触者和非常少的儿童接触者。脊髓灰质炎病毒能透过0.5%感染者的肠道，感染神经系统，导致瘫痪，而绝大多数的感染者毫无症状。即使现在我们已经研制出了各种各样的抗逆转录病毒药物，对有些人来说，感染导致艾滋病的HIV（人类免疫缺陷病毒）也仍有可能意味着被判死刑；但还有一些人携带这种病毒生活多年，也不会患上艾滋病。更令人难以置信的是，大约1/10的人对HIV完全免疫，即使反复接触也不会感染。

决定这一切的是你，而不是病毒。这似乎是一个非常奇怪的想法，但只要认真想一想，就会发现这真的是常识。健康的人能避免患上威胁生命的疾病，即使没避开，也能恢复过来，而健康欠佳、身体虚弱的人则连小病也逃不掉。癌症、心脏病、病毒感染和几乎所有其他疾病都是如此。事实上，易感性增加和不良结果几乎总是可以预测和预防的，至少是可以预见和减少的。在年度体检中被评估的简单风险因素，如血压、胆固醇水平、血糖、体重以及是否吸烟等，可以非常准确地预测患冠状动脉疾病和心脏病的风险。咨询医生并想办法降低这些风险，比任何药物和医疗干预都要有效得多。归根结底就是要弥补不足，优化身体的防御能力。遗憾的是，我们都不重视自身固有的宿主防御系统，反而过于依赖药物，甚至把药物当作抵御疾病的唯一手段。药物对那些有需要的人至关重要，但对大多数人来说，身体本身的抵抗、治愈和从病毒感染中恢复的能力重要得多。

这次疫情使我们认识到，知道如何增强自身预防疾病的能力具有十分重要的意义。新冠肺炎是近 100 多年来在全世界范围内暴发的最致命的病毒性疾病，但从统计结果看，类似的病毒感染大暴发并不像想象中那么罕见。2021 年，杜克大学的研究人员根据过去的病毒感染暴发记录估测它们再次发生的可能性，发现任何一年再次发生类似新冠肺炎疫情的可能性约为 2%。这意味着 2000 年出生的人到现在为止有约 40% 的概率经历过这种情况。数据还显示，发生这些极端疫情的风险正在迅速增加。该研究认为，根据新冠病毒等病原体过去 50 年里在人群中的感染率，未来几十年里暴发新型病毒的可能性也许会增加 3 倍。在过去 50 年里，人类已经发现了至少 30 种以前未知、目前无法治愈的病毒，包括HIV、埃博拉病毒、丙型肝炎病毒，以及这一次的新冠病毒。这些病毒感染暴发的原因有很多，而且很复杂，但大多数科学家都认为，我们的食物体系改变、气候变化、人口增长以及人类更频繁地接触患病动物是其中一部分原因。与以往任何时候相比，我们现在更迫切地需要了解肠道健康状况和病毒易感性之间的直接联系。

随着病毒越来越普遍，我们会不可避免地接触病毒，但疾病不一样。这完全取决于你的"地形"（你体内的生态系统，或者说"土壤"，它滋养着你体内的一切，包括免疫系统），以及你对"健康"真正含义的清晰、准确的理解。根据体内"土壤"的成分和整体健康状况预测接触病毒的后果，比任何其他特征（包括年龄、是否有心脏病或肥胖等合并症）的预测效果都要好。其实，这些"土壤"就是你的微生物组——在你的肠道中生活的数以万亿计的细菌和其他微生物。它们为几乎所有的重要生理功能充当着副驾驶员的角色，帮助你消化食物、合成激素和维生素、代谢药物、清除毒素、与中枢神经系统沟通、激活基因。最重要的是，它们还会帮助训练你的免疫系统，使其做出恰到好处的应答——既有效清除病毒，又避免因过度应答而损伤组织。

你的大部分免疫系统也位于肠道，所以肠黏膜一侧的微生物和发生在另一侧的复杂免疫应答之间是相互依存的关系也就不足为奇了。你如果希望在持续接触病毒的情况下，你的免疫系统仍然能够保护你不受影响，就必须关注你的肠道环境，因为没有健康、平衡的微生物组，你的免疫系统就不能正常工作。

拥有能够抵抗病毒的肠道并不是一件特别麻烦的事情，既不需要限制多种食物的摄入，也不需要服用各种各样的补充剂，最重要的是了解并远离会影响你自身杀毒机制的东西。也就是说，要做到以下几个方面的事情：停止那些伤害肠道微生物的做法；防止肠黏膜发生"泄漏"，以免病毒透过肠道，进入你的内脏器官；保持足够多的胃酸，使病毒蛋白失去活性；确保肠道中产生的黏液足够健康，能够捕捉、驱逐入侵的病毒；了解发热在阻止病毒复制方面的作用；非必要不使用抗菌药物，以免肠道中起重要作用的细菌被杀死；避免因压力过大、睡眠不足而损害免疫系统；当然，还要给你的微生物大军提供合适的食物，让它们履行职责，保护你免受病毒的侵害。一切都始于肠道，也终结于肠道。在本书的第三部分，我将介绍一些具体步骤，以确保你的肠道保持最佳状态，随时为你保驾护航。

　　令人沮丧的是，在距离上一次病毒全球大流行足足100年的今天，人们仍然很少关注个人可以做些什么来增强抗感染能力，尽管大量的科学证据证实了这些简单的方法可以提升宿主防御能力。我们个人和集体的健康要求我们必须采取行动，因为现实情况是我们中的大多数人最终都会遇到新冠病毒和其他病毒。接种疫苗和保持社交距离等公共卫生措施仍然至关重要，但优化肠道微生物组、加强免疫系统可以说是最有效的自我防护策略。它还可以提供额外的保护，即使不幸感染了，也能保证你会得到最好的结果。

　　你服用的药物、你的饮食及生活方式和你的微生物组，都与你的免疫系统有着直接的联系，了解这些关系是构建强有力的病毒防御屏障的重要组成部分。好消息是，与静态基因不同，你的微生物组是不断变化的，在食物进入肠道后的短短 30 个小时内，就会对你的饮食改变做出巨大反应。饮食的改变不仅会改变肠道菌群的组成，还会影响哪些抗病基因被这些细菌打开或关闭，从而通过遗传机制影响易感性。环境的简单改变也能产生深远的抗病毒影响：在 1918 年西班牙流感大流行期间，去室外呼吸新鲜空气的休养使死亡率从 40% 降至 13%，这是我们现在所说的空旷因素（OAF）的杀菌特性所导致的直接结果。

我喜欢动物，但不是那种为之疯狂的人。我不认为我可以进入动物园的狮笼，和狮子交朋友，然后毫发无损地走出来。我也不是巫术思维的支持者，而是一名相信科学的医生。科学已经告诉我们，面对新冠病毒感染这样的疾病，我们有哪些弱点。尽管这是一种新型病毒，但这门科学并不新鲜。这是一门关于肠道健康、免疫和微生物组的科学。我在医疗实践中使用这门科学，帮助成千上万个因免疫系统受损引起肠道疾病的病人改善了生活；我知道如何让它为你服务。即使你年事已高、体弱多病或者患有多种慢性疾病，你也可以提升自己抵抗病毒的能力。你可能做不到百毒不侵，但是你可以通过加强肠道的防御力，大大提升你在这次（和下一次）疫情中生存下来的机会。你不仅有可能完好无损，还有可能变得更加健康。希波克拉底有句名言：万病始于肠。你无论是试图预防感染，还是从最近的病毒性疾病中恢复，还是要对付感染病毒后的慢性症状，都可以在这本书中找到一些非常重要的方法。

第一篇

肠道是如何工作的?

肠道微生物与免疫系统有什么关系?

创造人工环境并没有充分刺激我们的免疫系统。微生物是免疫激励因子,它们要求你做好准备。

——狄巴克·乔布拉

我们的肠道微生物已经和我们一起演化了很长一段时间(它们的起源可以追溯到 1 500 多万年前的一个共同祖先),但我们对这些微小生物的正式了解始于 17 世纪——荷兰科学家安东尼·范·列文虎克在显微镜下观察自己的牙菌斑时第一次看到了"活着的微动物"。几百年后,19 世纪的法国化学家路易·巴斯德提出了"生源论"(Germ Theory),认为某些疾病是微生物入侵人体引起的,要保持健康就要避免与它们接触。(令人难以置信的是,在取得这些突破性的发现之前,人们认为难闻的气味或"邪魔"是致病的原因。)

这种避微生物如瘟疫的观念成为现代西方医学的基础。在它的驱动下,我们努力寻找攻击危险微生物的更有效的新方法,比如研发抗生素和疫苗——这些发现每天都能拯救无数的生命。

我们研制出单克隆抗体等药物，帮助身体不够强壮的人对抗他们自身无法对抗的病毒和疾病。我们制定了广泛的预防措施，保护自己免受病原体的侵害。我们还在环境卫生和个人卫生方面取得了一些简单而重要的创新，例如克里米亚战争期间，弗洛伦斯·南丁格尔在英国陆军医院推行的严格洗手措施。这些创新，以及保持社交距离和隔离等措施，也成为限制传染病扩散的有效方法。

但是，随着我们身体上和环境中的微生物数量减少，另一种东西正在以惊人的速度增加——我们对病毒的易感性。新增的病毒感染风险涉及全新的病毒，如人类免疫缺陷病毒，以及麻疹等重新出现的老病毒，还有我们已经熟悉的更容易传播、更致命的病毒，如冠状病毒。从新冠病毒感染疫情中，我们看到了全球大流行对日常生活的影响。消灭细菌会增加感染风险，这看似矛盾，其实不然，它证实了微生物在保护我们免受病毒侵袭方面发挥的关键作用。

你身体里的隐秘世界

自列文虎克和巴斯德的时代以来，我们还取得了另一个令人难以置信的重要发现：并非所有的微生物都是有害的！事实上，把我们的身体当作家的数万亿微生物主要是在帮助我们，而不是在妨碍我们，它们的具体目的与我们的生存需求高度一致。没有这些微小的生物，你的免疫系统就无法保护你免受感染或癌症的侵袭，你的心脏、肺和肝脏将无法正常工作，你将无法消化食物，吸收营养，或者合成身体必需但自身无法合成的维生素和生长因子。如果没有微生物产生的神经递质，没有肠道细菌与大脑健康及发育间密切且必要的相互作用，就连你的心理健康也会受到严重影响。为什么了解我们与微生物的关系如此重要？这是因为这些生物体与我们健康的方方面面都密切相关，尤其是在保护我们免受病毒侵袭这个方面。病毒无法独立生存。它们依靠宿主的细胞机制生存、繁殖，并继续感染其他宿主——这个过程叫作复制。当你感染病毒时，决定结果的是病毒劫持你细胞机制的容易程度，而这取决于居住在你体内的数万亿微生物。为了了解这一切是如何运作的，我们不妨更深入一些，仔细看看你身体里面这个隐秘的世界。

微生物定居的身体部位

微生物组指的是生活在你体内或体表（遍布从头到脚的所有身体部位，主要在你的肠道中）的所有有机体。这个多样化的世界包括细菌、病毒、真菌、原生动物、蠕形动物（寄生在我们体内的蠕虫），以及它们所有的基因。居住在你身体里的微生物数量惊人，有100万亿个之多，包括数千个不同的物种——结肠里的一滴液体中有超过10亿个细菌。我们是单独的个体，但我们是由多个活着的、会呼吸的、能移动的微生物组成的。

要了解体内微生物的作用和功能，你可以把你的身体想象成一个工厂。肺、心脏和肝脏等器官就是保持生产运转的机器，负责提取氧气、泵血、清除毒素、合成激素，以及执行维持我们生存的所有其他复杂任务。其中一些任务是自动化的，但大多数装配线需要持续的监视、维护和调整。我们为这些机器提供场所，但谁来操作呢？类似消化这种复杂的过程，到底是如何发生的呢？食物是如何被分解成基本成分，通过肠道进入血液，然后输送到细胞并为细胞提供能量的？谁能帮助制造维生素 B_{12}、维生素 B_1、维生素 B_2、维生素 K，这些你的身体需要但自身无法合成的物质？你的身体如何区分危险病毒的严重感染和无害病毒的定殖？你的免疫系统如何知道什么时候该集结部队来保护你，什么时候可以忽略不构成威胁的无害入侵者？你体内的微生物正在执行所有这些任务！不只如此，它们还会打开或关闭你的基因，激活你需要的基因，废除你不需要的基因。

如果体内没有大量微生物，你想生存下来，就需要像因为疾病而导致免疫系统功能削弱的著名"泡泡男孩"戴维·维特尔一样，生活在与外界隔绝的无菌隔离环境中。即使这样也不足以让你活下来，因为你体内的微生物还承担着生存必需的其他功能。你是这些微生物的宿主，它们的生存离不开你，所以你体内的大部分微生物都非常关心你的健康。如果你死了，它们也会死；如果你健康地活着，它们也会蓬勃发展。这是一种终极的共生关系，当这种关系维持良好时，你和你体内的微生物都会茁壮成长。

我们可以把你的微生物"室友"分为三大类：

（1）与你和平共处的共栖细菌，比如你口中的唾液链球菌，它们就是你体内正常细菌生态系统的一部分。

（2）对你的身体健康起着重要作用的共生生物（有时被称为互利共生生物），比如肠道中的某些大肠埃希菌菌株会合成血液正常凝固所必需的维生素K。

（3）对你造成伤害的病原体（包括机会致病菌），比如会导致耳部感染的铜绿假单胞菌。

在一个平衡的健康微生物组中，前两类（典型的有益菌）的数量远远超过病原体或有害菌。尽管体内微生物组并不是只能由有益菌组成，但如果没有足够的共栖菌和共生菌，你的微生物组就不能正常工作——你身体的其他部分也不能正常工作，特别是你的免疫系统。

表 1-1　人体里的主要细菌

位置	细菌
皮肤	葡萄球菌，棒状菌
口	链球菌，乳杆菌
鼻	葡萄球菌，棒状菌
喉	链球菌，奈瑟菌
胃	幽门螺杆菌
小肠	双歧杆菌，肠球菌
结肠	拟杆菌，肠球菌，梭菌
尿道	棒状菌
阴道	乳酸菌

肠道细菌有什么作用?

　　共生生物（典型的有益菌）有许多重要的功能。它们会帮助你消化食物，保持肠黏膜完好无损，从而构建一道将肠道内容物（及病毒）与身体其他部分隔绝开的屏障，排斥有害的病原体，训练你的免疫系统辨别敌友。它们还能将碳水化合物转化为短链脂肪酸（SCFA）等关键代谢物，帮助引导你的免疫应答。此外，它们能合成许多你自己无法合成的酶、维生素和激素。如果没有这些重要的肠道细菌，食物就不能正常分解，食物的组成部分也不能被完全吸收。也就是说，即使你的饮食特别有营养，如果没有健康的微生物组，你可能也无法吸收食物中的全部维生素和养分。

肠道微生物的作用

- 消化食物
- 产生消化酶
- 将碳水化合物转化为短链脂肪酸
- 帮助你的身体吸收钙、铁元素等养分
- 合成B族维生素，如维生素B_1、叶酸等
- 合成脂溶性维生素，如维生素K
- 合成激素和神经递质
- 保持肠黏膜完好无损
- 保持肠道pH值（氢离子浓度指数）平衡
- 代谢药物

- 中和致癌物

- 促进血管再生（生长出新的血管）

- 排斥病原体

- 训练免疫系统辨别敌友

- 激活抗病毒机制

- 调节基因

你的健康取决于你的肠道细菌

　　你有没有注意到，当一些人得流感或感冒时，还有一些人却总是安然无恙？这些人和其他人一样暴露在相同的病毒中，但因为他们体内健康的微生物组中有大量必需的有益微生物，所以他们能够战胜病毒并保持健康。年龄非常小和非常老的人往往是最脆弱的，这是因为前者的微生物组仍在发育，缺乏强大免疫系统所需的微生物多样性，而后者的微生物组同样有微生物种类偏少、多样性不足的问题。不过，除此以外有很多外部因素在起作用，而我们在其中发挥着关键作用。我们服用的药物、每天选择装进盘子里的食物，以及接触的环境，都是我们可以控制的主要影响因素。过度使用抗生素会在杀死有害微生物的同时杀死有益微生物，使你面临病毒感染的风险。实际上，低纤维饮食会使许多对正常免疫功能来说至关重要的细菌"饿肚子"。特别清洁的环境也会使我们处于危险之中，因为它使我们暴露在杀虫剂和其他灭杀微生物的化学物质中，还会限制我们与土壤微生物的接触，而土壤微生物可以促进我们体内的细菌菌落繁荣。（我将在第 11 章详细介绍微生物组的这些敌人。）

现在，你对你的微生物组和它在你的身体中执行的许多重要功能有了更好的了解。接下来我们将重点讨论你的肠道微生物和你的免疫系统是如何联系在一起的，以及两者之间的健康关系如何保护你免受病毒侵害。

密切配合

你的身体会经常接触到给你的健康带来直接危险的外部和内部威胁：环境中的有害病毒和其他病原体，以及可能在你身体内部积累并导致慢性炎症和疾病的体内废物、毒素。你的免疫系统保护你免受癌症、感染等所有疾病的侵袭，并帮助你在受伤后恢复。这是你的第一道防线，也是最好的一道防线。现在，由于病毒全球大流行这个现实，再加上我们每天接触到的各种化学物质和致癌物，这道防线变得尤其重要。但是，这个内部监控系统是如何保护你免受病毒侵害的呢？事实证明，你的肠道微生物组和免疫系统之间有着极其密切的相互依赖关系，这种配合密切的相互作用对免疫系统的正常运行至关重要，可以保障你的安全和健康。

你的免疫系统可以应付大量不断变化的无害微生物，还可以在数万亿微生物中识别出危险病毒并做出应答。它能精确地区分敌友，然后发起攻击，在保护友军的同时摧毁敌人。这是如何做到的呢？超过 70% 的免疫系统位于肠道，这一事实给我们提供了一个重要的线索。薄薄的肠壁表层被称作肠上皮屏障，它的一侧是免疫细胞，另一侧是细菌，两边不断地相互作用。肠黏膜内的免疫细胞分泌物质，帮助抵御入侵者；而微生物则帮助引导和调节这些细胞，确保做出平衡、适度的免疫应答。为了更好地理解这种关系，我们不妨复习一些免疫学的基础知识。

免疫学的基础知识

免疫系统由两支大军组成：其一是与生俱来的先天性免疫系统，其二是随着时间推移而形成的适应性免疫系统。先天性免疫系统是你身体的第一道防线，它会对入侵的病原体做出快速应答，但它做出的是一般的非特异性免疫应答。例如，如果你的皮肤被割伤了，你的先天性免疫系统会激活细胞和蛋白质，杀死通过伤口进入体内的所有细菌。

适应性免疫需要更长的时间才能形成，因为它是通过经验学习演变而来的。它会记录你遇到的每一个潜在的病原体，这样一来，当病原体再次进入你的身体时，它就能识别你努力抵御的特定微生物，然后用更精确的武器瞄准并摧毁这些病原体。当你第一次遇到某种病毒时，适应性免疫可能需要几天的时间才能发挥作用，但下一次接触这些病毒时通常会做出更快的应答。对于麻疹病毒等一些病毒，之后的接触不会致病，因为你已经"免疫"了。疫苗发挥作用依赖于适应性免疫：在身体中注入少量来自病毒的无害蛋白质后，当身体再次遇到它时，适应性免疫系统就会想起它。适应性免疫也被称为获得性免疫，涉及两种不同类型的白细胞：B（淋巴）细胞和T（淋巴）细胞。前者会产生抗体，摧毁病原体本身；后者会对你的免疫系统起到空中交通管制的作用，它将清除被病原体感染和破坏的细胞，激活其他免疫细胞，并调节免疫应答。

就某些感染而言，例如流感，适应性免疫并不能可靠地保护你，因为病毒或毒株品种繁多，一种病毒导致的感冒或流感通常不能产生针对其他病毒的特异性免疫。正如新冠病毒所表现的，病毒也可以突变，你的适应性免疫系统可能无法识别新的变种。不过，有时它们会发生重叠，因此感染一种病毒有时可以保护你免受另一种病毒的感染。这是波士顿的研究人员在辨别之前感染过无害冠状病毒变体的人群时取得的发现。这些人在几年后感染新冠病毒时，病情并没有那么严重。他们需要呼吸机的比例更低，进ICU（重症监护室）的人数更少，死亡人数也更少。波士顿的这些病人是一个经典的例子，说明实际上之前接触过的病毒可以让你的免疫系统做好准备，以便在将来保护你免受更危险的病原体的伤害。

另一个保护性的适应性免疫的例子是2009年甲型H1N1流感病毒疫情。甲型H1N1流感病毒刚出现时，在年轻人群中引发的病情更加严重。在全球范围内，4/5的甲型H1N1流感死亡病例属于65岁以下的人群。这种现象不具有典型性，因为流感导致死亡通常发生在老年人身上。研究发现，这是因为许多老年人在几十年前都曾接触过这种病毒毒株的近亲，而此前的接触在他们的免疫系统中形成了一种记忆，能够保护他们免受甲型H1N1流感病毒的侵害。

应答过度

实际上，拥有良好的适应性免疫是一回事，而超过正常水平的过度应答则会导致问题。免疫应答过度或者持续时间过长，会导致对常见暴露的过度反应，出现食物过敏、药物反应、对蜜蜂或黄蜂叮咬的过敏、哮喘、花粉热（过敏性鼻炎）、荨麻疹和皮炎。这些都是过去50年里的常见病，与这段时间里我们的微生物组发生异常直接相关。例如，食物过敏发生率和严重程度的惊人增长，与加工食品供应的日益增加和抗生素的大量使用在时间上一致。

自身免疫病是一类慢性疾病，常常使人衰弱，有时甚至危及生命，几乎1/5的美国人都患有这种疾病。这是免疫系统过度活跃的另一个典型例子。不管它们影响的是哪个器官，其机制都是促使你的免疫系统与自身的健康组织开战，对正常刺激做出过度应答，产生夸张的炎症反应。自身免疫病主要是指一类出现于20世纪的新型疾病，包括桥本甲状腺炎、1型糖尿病、红斑狼疮、多发性硬化（MS）、类风湿关节炎、炎性肠病（克罗恩病和溃疡性结肠炎）、湿疹和牛皮癣。自身免疫病有100多种不同类型，你或你的家人很可能就患有其中一种（甚至多种），因为它们仅在美国就影响了大约5 000万人。不同的自身免疫病经常影响同一个人，这表明它们有共同的根本原因，只是表现不同，这些并不是截然不同的多种疾病。除了遗传倾向，抗生素等药物灭杀有益细菌，以及饮食中缺乏支持必要细菌生长所需的纤维，都是导致许多自身免疫病的根本原因。

应答不足

免疫系统不活跃（免疫缺陷）意味着你的免疫系统抵抗感染和大多数癌症的能力被削弱或完全丧失。免疫缺陷大多是由HIV感染等疾病或营养不良等环境因素导致的，即获得性（继发性）免疫缺陷；也可能是与生俱来的遗传疾病导致的，即原发性免疫缺陷，如重症联合免疫缺陷病（SCID）。免疫缺陷的另一个常见原因是免疫系统受到了生物制剂、类固醇或化疗等药物的影响。这些药物不仅会极大地增加感染风险——特别是病毒和在免疫能力强的人身上通常良性无害的"机会致病"微生物的感染，还会干扰免疫系统检测和清除恶性细胞的能力，增加患癌风险。

应答适度

我把成功对抗病毒感染的关键称作金凤花姑娘[①]原则：免疫应答的强度应足以清除病毒并保证你的安全，但在这个过程中不能导致所谓的细胞因子风暴（cytokine storm），即不能破坏你身体的任何部分，也不能对你造成伤害。这就是拥有健康肠道的意义所在——你的肠道细菌会密切参与指导你的免疫系统，实现免疫平衡。它到底是怎么做到的呢？

---

① 金凤花姑娘（Goldilocks）原指美国传统童话中一个苛求事物恰到好处的角色，后来被用于形容形势或事物恰到好处。——译者注

抗病毒策略

实验中喂养的没有微生物组的小鼠无法在无菌环境之外的现实世界中生存，没有微生物组的人类的情况也是这样。肠道中的细菌参与免疫应答的每一步，并采用特定的策略保护你免受病毒感染。

肠道细菌最重要的保护方式是调节你的免疫系统，以确保你在遇到病毒时做出适度的应答。因为大部分免疫系统在消化道中，所以免疫应答受到体内微生物数量和多样性的严重影响也就不足为奇了。肠道细菌训练你的免疫系统如何以及何时对威胁做出应答，提高应答强度以对抗入侵的病毒，或者在应答过激、激活的免疫细胞过多并可能导致炎症和器官损伤等额外问题时降低应答强度——在新冠肺炎疫情防控期间，我们经常看到这些致命的细胞因子风暴。因此，完整、健康的肠道菌群不仅对人体有益，而且对达到金凤花姑娘式的完美免疫平衡来说也是必要的。完美免疫平衡是指免疫应答的强度足以清除病毒，但不会太过活跃而导致弊大于利。

肠道细菌的另一个抗病毒策略是建立物理屏障，阻止病毒深入身体。病毒必须穿过密集的细菌大军，还有它们周围的黏液与肠黏膜上皮层，才能突破常见的进入点，例如鼻、口、消化道和肺。如果微生物组被破坏，就会削弱这道物理屏障，病毒就能从裂缝渗透进来，进入你的内脏，在你的体内横行。

化学武器是微生物对抗病毒的另一种方式。当面临病毒威胁时，肠道细菌会触发你的免疫细胞释放一种叫作干扰素的物质，它能排斥病毒（这种物质能"干扰"病毒，阻止病毒繁殖，因此得名）。干扰素是一种蛋白质，是你对抗病毒的天然"火炮"的一部分。当体内出现有害微生物或癌细胞时，它们会通知你的免疫系统，并招募杀伤性免疫细胞来对抗这些入侵者。负责发出警报并刺激肠壁中的免疫细胞释放干扰素和其他化学武器的是一些常见的肠道细菌（如脆弱拟杆菌和消化系统中的其他共生菌）。

我们举一个例子，来说明干扰素是如何工作的。传染性很强的轮状病毒会引发腹泻，每年导致50万儿童死亡。但是，将从特定肠道细菌中提取的抗病毒蛋白注射到感染轮状病毒的小鼠体内后，感染被成功地阻止了。在近期接受过抗生素治疗，因此体内缺少一些关键的保护性细菌的儿童中，轮状病毒的感染率几乎是其他儿童的5倍，而且病情更加严重。看到这一现象，我们并不感到吃惊。同样的细菌保护机制也适用于其他病毒，如流感病毒——如果在感染病毒之前使用过抗生素，就会导致易感性增加，症状加重。

病毒感染细胞时，必须附着在细胞膜上的特定受体位点（也称为结合部位）。它们通过包裹在病毒遗传物质周围的保护性衣壳中的特殊附着蛋白来实现这一目的。就新冠病毒而言，它的突起蛋白（也称刺突蛋白，现在已经名声显赫了）与主要存在于我们的肺和胃肠道中的ACE2（血管紧张素转换酶2）受体相结合。病毒附着在特定受体上的能力决定了它可以感染什么细胞。新冠病毒感染有这么多呼吸道和胃肠道症状，就是这个原因。乳杆菌等细菌在与冠状病毒及类似病毒竞争相同结合部位时技高一筹，会干扰病毒结合受体的能力。既然无法结合，病毒就不能进入你体内的细胞并引发疾病。这就是我们需要乳杆菌等大量有益菌的原因。

预测能力

感染病毒后，免疫系统产生的某些物质（细胞因子）会控制其他免疫细胞的生长和活性，帮助管理免疫应答。在某些情况下，免疫应答有可能过度，导致广泛的组织损伤、感染性休克和多器官衰竭。这种所谓的细胞因子风暴是导致新冠肺炎重症患者死亡的主要原因。对这些患者的分析表明，潜在的微生物失衡与炎性细胞因子水平升高及组织损伤有关，这证明微生物组会影响免疫系统的应答。

严重感染病毒的患者的肠道中往往缺少某些对调节免疫应答至关重要的有益菌。微生物缺失导致的免疫失衡会使你面临威胁生命的炎症风险，而且炎症并不仅限于肺部，而是可能出现在全身各处。在一项针对新冠病毒感染患者的大型研究中，通过微生物组的组成预测严重呼吸系统症状和死亡率的准确率高达92%，比通过心血管状态、年龄或其他传统指标评估进行的预测要准确得多。为什么这个指标如此重要？这是因为不同于你的基因、年龄和心脏病（基因基本上是静态的，年龄是你无法改变的，心脏病也是你无法逆转的），你对你肠道里发生的事情有很大的控制权。这本书的目的是帮助你梳理肠道健康和免疫健康之间的联系，并确定一个努力的方向，以确保两者都得到了充分优化，为你提供保护。

仔细观察转归不良的新冠病毒感染患者的消化系统，就会发现一种名为粪肠球菌的有害肠道细菌的水平很高。粪肠球菌可以穿透肠黏膜，进入血液，导致感染并危及生命。因此，如果微生物组中粪肠球菌的水平过高，就会非常危险。粪肠球菌指标高是严重新冠病毒感染的最重要预测因子。但是，就像粪肠球菌等有害菌数量过多会出问题，有益菌数量不足也同样会致命。新冠病毒感染的严重程度与普拉梭菌这种肠道细菌的水平呈负相关。普拉梭菌是一种非常重要、高度有益的细菌，喜食高纤维食物。普拉梭菌和病毒感染之间有着明确的直接关系：肠道里的普拉梭菌越多，感染后的病情就越轻。

如果你想预测在病毒感染暴发期间谁会安然无恙、谁又会面临重大风险，看看肠道的情况就可以了。取自直肠的小小粪便涂片就能提供比任何其他数据点（包括年龄、民族或性别等人口统计信息，氧饱和度、炎症标志物或白细胞水平等临床数据，以及是否有心脏病、糖尿病或肺病等病史）更有价值、更准确的信息。即使你把所有这些因素结合起来，它们的预测能力也仍然不及评估微生物组健康状况这个方法，不仅对新冠病毒感染来说如此，对几乎所有病毒感染都是如此。在未来，随着我们越来越深入地了解哪些细菌是有益的，哪些细菌又是有害的，微生物组评估可能会成为识别风险群体的重要工具，会让我们了解哪些人感染后需要及早干预或密切监测。

我们知道，与健康的人相比，因病毒感染导致生病的人往往之前就有肥胖、心血管疾病、糖尿病或免疫系统功能减退等问题，但所有这些问题本身都与微生物组不健康密切相关。既然我们已经知道微生物组健康状况与感染病毒后的状况有关，这些患者病情更重就不足为奇了。但为什么这么多人的微生物组一开始就不健康呢？为什么我们当前的生活方式会导致肠道菌群发生变化，使我们处于危险之中呢？

一曲给微生物的赞歌

氯化消毒饮用水、农业的工业化、使用杀虫剂和抗生素等现代常见做法在无数方面改善了我们的生活，但也给我们的健康带来了挑战，因为它们创造了一个超清洁环境，伴随而来的是微生物丰富性和多样性的降低。酒精和高脂、高糖、深加工的西方饮食加剧了这个问题，因为它们不会滋养我们必需的肠道菌群。这导致了维持免疫平衡所必需的重要细菌代谢物有所减少，而自身免疫病、过敏和更严重病毒感染的风险有所提高。

我们必须通过与微生物相互作用，训练免疫系统对环境中的刺激做出适度的应答——什么刺激需要做出应答，什么刺激可以忽略。早期与微生物近距离接触不足的免疫系统就像被父母过度保护的孩子，当问题不可避免地发生时，它们缺乏处理问题的能力。与微生物接触不足会导致免疫耐受缺陷，这意味着免疫系统处于一种过于兴奋的好战状态，即使是与正常肠道微生物、食物中蛋白质的无害接触，甚至是与自身某些部位的接触，也会被免疫系统视为有外敌入侵而发起攻击。

当然，在疫情防控期间，必须对接触微生物保持一定程度的警惕。诀窍在于，在保持与促进健康的微生物接触的同时，采取一些策略，消除周围环境中来自病毒的所有威胁。你还需要给肠道微生物提供适当的食物，以便它们能大量生产帮助保护你的物质。此外，不必要时避免使用抗生素。抗生素对你的肠道菌群来说是毁灭性的灾难。我将在本书第三部分内容中详细介绍如何做到这一点。与此同时，我想和你们说说我的一个病人的故事。她在成长阶段非常幸运，与大自然、微生物和高纤维蔬菜接触得非常多，我要告诉你的是这一切都改变后所发生的事情。

微生物组与生活方式的联系

安贾莉是我的一个病人，如果你读过我的第二本书《微生物疗法》（*The Microbiome Solution*），那么你可能还记得她。她是印度人，来美国上大学的两年后，我诊断出她患了克罗恩病。她在农村的一个素食家庭长大，家人每天都会用小扁豆、鹰嘴豆、绿豆、马铃薯、黄秋葵和其他当地种植的蔬菜做饭，还会加入大量有抗炎作用的香料，如姜黄。他们家中几代人住在一起，都吃这样的食物。来到美国后，安贾莉继续吃素食，但看起来和她在家里吃的很不一样：现在，她每天的食物是比萨、炸薯条、百吉饼和学校自动贩卖机里的食物。她的身体出现了成人痤疮、反酸和消化不良等毛病，最终消化不良演变成了溃疡性结肠炎。

安贾莉从未听说过克罗恩病，也不认识患有这种病的人，但她是我诊断过的病情最严重的病例之一。我们结合传统药物和饮食调整的方法，让她恢复她小时候在印度吃的未经加工的高纤维饮食，她的病情才得到了缓解。安贾莉在农村环境中长大，小时候接触大量微生物和高纤维食物带给她的保护作用，似乎无法抵抗西方饮食和超清洁生活方式的有害影响。安贾莉的故事说明了健康的微生物组在保护你抵抗疾病方面的重要性，尤其是那些涉及免疫系统的疾病。

真正重要的是体内环境

当我听到有人患了严重的新冠肺炎，甚至死于这种病毒性疾病的报道时，除了为他们的家人和亲人感到悲伤，我总是非常好奇他们的病史，特别是想知道他们的肠道发生了什么。有些人可能外表看起来很好，但他们的免疫系统是否健康运行？他们是否患有自身免疫病，微生物组紊乱并导致转归不佳的风险居高不下？他们是否服用了可能会显著改善肠道菌群的药物？他们的饮食有什么特点？此外，有许多其他决定健康的因素也会影响病毒感染的结果（我们将在本书中讨论其中的几个因素），但肠道与免疫系统的联系对于你能否在一个遍布病毒的世界中生存和保持健康体魄至关重要。为了帮助大家理解在面临病毒威胁时肠道和免疫健康的重要性，我有必要介绍另一个与生源论同等重要的概念。

身体里的地形

大约在巴斯德推广他的生源论的同时，另一个法国人安托万·贝尚,在我们生病的原因与过程这个问题上提出了另一种观点。贝尚的"地形理论"(Terrain Theory)指出,疾病在真正健康的人体环境中没有立足之地,微生物只会导致不健康的宿主生病。换句话说,地形理论关注的是"土壤"而不是"种子",如果我们体内的生态系统("土壤")是健康的,同样的病原体("种子")就有可能从你的身体经过而不造成伤害,不会让你生病。因此,我们应该关注宿主的健康,关注微生物组、免疫系统以及诸如此类构成我们体内"地形"的要素,而不是只盯着我们所面对的病原体的致病力。只有这样,我们才会具备抵抗各种感染和疾病的能力。贝尚认为,身体越不健康,越不平衡,就越容易生病,而且在接触到病毒后,病情就更严重。

作为医生,我们每天都会看到有人在接触特定病原体后生病。我们知道这是生源论在起作用。但地形理论同样合乎逻辑,它认为,我们身体里的"地形"是帮助我们抵御这些疾病的强大力量。如果一个人有健康且平衡的微生物组和免疫系统,他的身体就会处理他遇到的所有微生物,从而避免患严重的疾病。这两种理论在理解接触病毒可能导致疾病方面都发挥着重要作用。

因为生源论,我们会洗手和远离生病的人;因为地形理论,我们保持体内生态系统运行良好,它能够通过健康饮食和少接触抑制免疫、灭杀微生物的药物来对抗病毒。我们要认识到,决定病毒暴露后果的不仅仅是病原体的致病力,还有宿主的健康状况。这是一个简单却非常重要的概念。一旦明白了这个道理,当你作为宿主驾驶着"战车"与病毒战斗时，通向胜利的道路就会在你的眼前变得清晰起来。

过度杀伤

用免疫抑制药物或广谱抗生素等强力药物处理身体内失衡的"地形"，就像用除草剂清除后院的几棵杂草。这样肯定会消灭有问题的巨型猪草和毒藤，但代价巨大，因为昆虫和土壤微生物也会被杀死，而它们是花园保持健康的基础。《华盛顿邮报》前专栏作家、三本园艺书的作者阿德里安·希金斯认为，如果你经常使用除草剂，那么你的园艺方法一定有问题。我认为，这句话同样适用于那些完全依靠医疗手段恢复或维持健康，却不考虑营养和生活方式等重要因素的人，因为这些因素是肠道和免疫健康的核心所在。用类固醇治疗自身免疫病，或用多西环素治疗痤疮，治标不治本。当然，药物并不是破坏体内"地形"的唯一因素——正如我将在本书第二部分内容中解释的那样，压力过大、睡眠不足以及其他一些因素也会损害体内"土壤"的健康。

杂草占据空地后，会在被破坏的土壤中疯狂成长。如果喷洒除草剂，却不把空地填满，很快杂草就会卷土重来。因此，对付它们效果最好、最持久的做法是用有益的植物排挤它们。我不是园丁，但作为一名综合胃肠病学家，我主张尽可能用不伤害微生物的方法来治疗疾病。原因很简单：与清除杂草相比，再引种会让作物更健康，肠道也是如此。例如，对于肠道细菌过度生长的病人，我会建议他们不要使用抗生素，而是利用发酵食品、高纤维饮食、精选益生菌和每天接触泥土来修复他们体内的"地形"。这个方法见效稍慢,但成功率高,复发的可能性低,不会在灭杀你希望清除的微生物的同时杀死大量有益健康的细菌,还可以避免抗生素引起的酵母菌过度生长等次生问题。这些都是恢复"地形"这个方法的好处。

"现场"取证

我们经常听到"完全健康"的人死于病毒感染的消息。虽然这种情况有可能发生,也确实会发生,但包括病毒感染在内的所有疾病通常都不会从天而降,把我们压垮。可以预见,我们只要根据科学和逻辑学原理,沿着面包屑往回走①,就肯定能发现我们体内的"地形"有一些薄弱环节,为感染和疾病留下了可乘之机。

了解自身固有的宿主防御的重要性,并认识到它们极易遭到破坏,就有可能考虑采用新的防御方式,更多地依靠有机园艺方法而不是"焦土政策",最终取得更大的成功。

生病并非不可避免

病毒暴露本身并不是导致我们生病的原因,把病毒暴露变

---

① 在童话故事《汉赛尔与格莱特》中,汉赛尔和格莱特迷路了,但他们通过地上的面包屑,找到了回家的路。——译者注

成疾病的是我们体内"地形"的缺陷——健康肠道菌群遭到破坏、免疫应答失衡、压力过大的现代生活方式，以及超加工食品。病毒暴露是不可避免的，但生病可以避免。有时你要对付的是一种非常严重的病原体，无论你做什么，你都会有大麻烦。但通常情况下，体内"地形"上的缺陷会让病毒成为暴露争夺战中的赢家，让你输掉这场战斗。

宿主健康状况与病原体的致病力同样重要，甚至可能更重要。我们需要完整无损、功能良好的微生物组和免疫系统，以确保与病毒不可避免地接触不会导致严重感染。但是如果我告诉你，并不是所有的病毒都对你的健康构成威胁，事实上，生活在你体内的数量惊人的病毒中有很多都是你的基因组成的一部分，在保护你的生命（以及让地球保持生机）方面发挥着作用，你会怎么想？在下一章中，我们将探索最近才发现的这个迷人的病毒组世界及其与人类健康的关系。

我们该如何看待病毒？

> 如果所有病毒突然消失，世界将变得非常美好，但大
> 约一天半后，我们都将死亡。
>
> ——托尼·戈德堡，博士，流行病学教授

10 年前，我们几乎不知道自己体内还生活着一群病毒。今天，我们知道人类病毒组是我们体内微生物组的一个组成部分（微生物组是栖居我们体内的庞大的微生物生态系统）。我们对病毒组了解得越多，就越深刻地意识到它和我们建立了一种伙伴关系，可以对我们产生积极或消极的影响。就像和我们生活在一起的细菌有"好""坏"之分，病毒也可以分为"好""坏"两种。根据最近发生的一些事件，你可能会认为，与有益病毒相比，有害病毒占多数，但事实正好相反。有些寄生在你体内的病毒会导致疾病，但大多数会与你和平共处，有的甚至会保护你。只有少数几种细菌是真正危险的，同样地，绝大多数病毒对人类是无害的。和细菌一样，病毒在维持我们和地球的健康这个方面起着关键作用。接下来，让我们更深入地了解这些完全依赖宿主生存的不同寻常的生物。

病毒无处不在

这次疫情让我们所有人都学到了一点儿病毒学知识。病毒在我们这个世界中越来越重要，因此了解一些基本知识很重要。首先你要知道，你的体内有大量病毒。你体内的细菌细胞数量级与人体细胞大致相当，而病毒数量又是细菌的 10 倍。那么，一个人体内到底有多少病毒呢？答案是大约 380 万亿（比宇宙中的恒星还要多）。但是，病毒不仅存在于人体内，也存在于环境中，从撒哈拉沙漠到海洋，无处不在。一滴海水中就有超过 100 万个病毒。读完本章后，你将发现，尽管病毒名声不好，尤其是最近，但利大于弊——不仅对我们，对地球也是如此。

病毒是人体的一部分

病毒为了生存和复制，必须感染活的细菌、动物或植物细胞。就其本身而言，病毒只是被保护性蛋白质外壳包裹的遗传物质。但一旦进入我们的身体，它就会焕发生机。为了完成自己的生命周期，病毒会"劫持"我们的细胞，甚至将其遗传物质融入我们的基因，成为我们DNA（脱氧核糖核酸）的一部分。无论是有益病毒还是有害病毒，遇到宿主细胞后，都会附着在细胞壁上，然后进入细胞，找到细胞的遗传物质。与细胞的基因融合后，病毒就能欺骗宿主的遗传机制，来复制自己。如果感染的碰巧是卵细胞（卵子）或精子细胞，病毒的遗传物质就会插入细胞的遗传密码，并可遗传给后代。因此，我们有多达10%的遗传物质实际上是由病毒的DNA构成的，它们逐渐成为我们基因的一部分。留存在我们遗传密码中的这些病毒残余会参与一些重要的人体功能，包括编码记忆、制造与人类生殖有关的胎盘蛋白——这足以说明病毒在人体的演化中发挥了重要作用。

只是为了生存

病毒有可能非常可怕，但它们没有意图谋杀的邪恶用心，只是想找到一个宿主，以便存活下来。接触到相对较新的病毒时，免疫系统不会把从未见过的病毒认定为一种威胁，因此会允许它进入我们的身体。但是一旦病毒开始感染细胞，免疫系统就会启动，释放化学物质，消灭入侵的病毒。这种免疫介导的攻击可能会让我们感到不舒服，但这些症状大多是免疫系统的反击导致的。以下是感染病毒时可能会出现的一些症状，它们实际上是身体正在努力清除病毒的标志：

表 2-1　正确理解病毒感染的症状

症状	目的
流鼻涕、鼻塞	冲洗鼻腔和鼻窦里的病毒粒子
咳嗽、打喷嚏	用黏液包裹病毒，然后排到体外
发烧	消灭病毒（病毒对热敏感，不能在高温下生存）
肌肉疼痛	从肌肉中提取蛋白质来帮助对抗病毒（这会导致肌肉酸痛）

实际上，身体对抗病毒时的一些反应会帮助病毒传播，例如咳嗽和打喷嚏会让病毒粒子散布到环境中，然后病毒粒子被其他潜在的宿主吸入。当免疫系统通过发烧和其他方法升高体温时，病毒为了存活下去，就需要想办法传播给其他宿主。自然选择为病原体实现这种宿主间的跨越提供了多种策略，包括：

表2-2 病毒传播策略（字面意义上的病毒传播！）

传播途径	病毒	方法
飞沫传播	流感病毒	对着人打喷嚏就会将病毒传播给对方
空气传播①	新冠病毒	患者呼出的感染性粒子被其他人吸入
病媒生物传播	西尼罗病毒	病原体通过病媒生物（例如蚊子）从患者传播到另一个宿主
水传播	轮状病毒	受感染的粪便进入供水系统，在其他人饮用受污染的水时将病毒传播给他们
潜伏传播	单纯疱疹病毒	病毒休眠很长时间，甚至数年，但一旦接触到新的宿主，就会重新活跃起来

传播性和毒性的微妙平衡

你有没有想过，为什么有的病毒足以致命，有的病毒却只是让人流鼻涕呢？正如我们在前一章中所讨论的，人体内的"地

---

① 空气传播也称呼吸道传播，是指病原微生物以空气为媒介，经由呼吸道吸入引起传播。有说法称飞沫传播也是呼吸道传播的一种，其他呼吸道传播方式还有经飞沫核、尘埃传播等。此处对传播途径的分类遵原书，特此说明。——编者注

形"（微生物组和免疫系统）是影响病毒暴露后果的主要因素，这方面的决定权全部在宿主自身。但是，还有一些影响后果的因素是由病毒而不是宿主决定的，其中一些差异涉及病毒必须在毒性和传播性之间做出重要权衡。

对病毒来说，传播是生死攸关的问题，这意味着它们必须注意对宿主的影响。如果一种病毒毒力超强且复制速度非常快，它就会复制出大量病毒，但它也有可能在其后代尚未找到新的安身之所时就已经导致宿主死亡。病毒如果危害小、复制慢，就不会产生那么多的后代，但这可能会增加传播的机会，因为宿主仍然健康，接触其他人并传播病毒的可能性更大。自然选择对毒力和传播性之间的演化权衡进行了平衡，选择的病原体毒力适中，足以大量产生可以感染新宿主的后代，但又不至于在原宿主帮助它完成传播之前就杀死原宿主。我们必须牢记这一点，因为它能帮助我们制定应对病毒威胁（特别是新病毒的威胁）的策略。

老病毒与新病毒

已经存在很长时间的病毒（比如大约 4 000 年前出现的麻疹病毒）有足够的时间发现一个事实：它们必须让我们活下去，我们才能帮助它们传播。因此，这些病毒往往不会让我们病得太重。存在了这么多年后，它们发现，杀死我们也会使它们面临灭绝的危险。它们在演化过程中需要寻找新的宿主，这有可能导致咳嗽、打喷嚏，而这些症状在让我们保持相对健康的同时，还能增加我们将病毒传播给其他人的可能性。

尚未很好地适应人类的新病毒，可能更致命。例如，埃博拉病毒的致死率超过50%。埃博拉病毒的生存策略不是和平共处，而是快速复制。它们会感染宿主体内所有的组织，把我们变成传染性病毒粒子积聚而成的水坑，希望我们的体液喷溅到其他人身上并感染他们。对我们这些潜在的宿主来说，这意味着我们必须了解病毒的毒力和传播性，并相应调整与之斗争的战略战术。与传播性超强、致死率非常高的病毒对抗时，必须将它们与致死率低于2%的病毒（如新冠病毒）区别开，制定不一样的战术。

好的一面

尽管我们致力于减少病毒传播，但我们必须认识到感染病毒并不总是坏事。虽然我们可能认为慢性病毒感染绝不是一种很好的体验，但实际上这可能有益于免疫系统，还会降低我们对其他疾病的易感性。例如，在肺部发现的某些雷登多病毒（*Redondoviridae*）毒株可以帮助我们对抗呼吸道疾病；一些病毒的酶可以杀死某些耐抗生素的有害菌；有一种与引起登革热的病毒相类似的病毒，与HIV阳性人群延缓发展为艾滋病患者有某种关系。感染疱疹病毒可能会给我们带来一些意想不到的好处：感染疱疹病毒的小鼠和人类都不太容易感染腺鼠疫——在过去很长一段时间里，这一演化特征帮助我们在威胁中生存。

虽然拥有一个强效的肠道抗病毒系统很重要，但同样重要的是，我们必须清楚自己的目标是达成平衡，而不是不加区别地消灭所有病毒。

值得庆幸的是，我们肠道里的免疫系统非常善于甄别病毒，知道哪些病毒对我们构成威胁，哪些病毒是我们的微生物组中无害甚至有益的组成部分。一旦确定了敌友，肠道防御系统就会另外采取一些非常巧妙的措施，清除体内的问题病毒。这些措施中有一部分会改变我们体内的物理环境，使其对入侵的病毒不那么友好，另一部分则会捕捉、驱逐病毒。我们将在下一章进一步讨论这些重要的肠道抗病毒武器。

至关重要的宿主防御

有的东西，当你拥有时看似微不足道，但在你需要的
时候就显得非常重要。

——弗朗茨·格里尔帕策

我们的身体几乎总是充当我们的后盾。在健身房锻炼过度
时，肌肉过度疲劳造成的疼痛会迫使我们停下来休息，肌肉才能
得以恢复。如果没有宿醉带来的不适，我们可能都会死于酒精中
毒（特别是在疫情防控期间）。我经常提醒病人，深夜吃完比萨
后有烧心（胃灼热）的感觉并不是生病了，而是昏昏欲睡的胃在
提醒他们，凌晨两点不是消化食物的理想时间。身体给我们的有
益反馈并不总是消极的：睡个好觉会让我们得到充分休息，精力
充沛，因此我们肯定希望每晚都睡得很好；运动时释放的内啡肽
真的可以激励我们，帮助我们完成锻炼目标。但无论是"这可能
不是一个好主意"这种消极的提醒，还是"哇，我绝对应该再做
一次"这种积极的推动，身体的反馈通常都会让我们朝着更健康
的方向前进。如果我们忽视或压制它，就会产生意想不到的负面

后果。

本章将告诉大家，除了免疫系统，我们的肠道还有保护我们免受病毒侵害的其他手段。就像在海滩游泳的人全然不知几英尺①外有大白鲨在游弋，大多数时候我们对可能发生的灾难毫不知情——由于有强大的肠道抗病毒防御系统，这些灾难最终没有发生。接触病毒后产生糟糕的结果，正是因为这些保护机制受到干扰，而不是因为随机性或者坏运气。要确保我们在抵抗病毒的战斗中取得胜利，就必须了解这些防御手段是如何保护我们的，并对那些可能破坏这种保护作用的做法和疗法提出疑问。

胃酸

在一艘前往加勒比海的皇家加勒比国际邮轮上，有近 600 名乘客生病了。整个假期，他们都没有踏上海滩一步。2014 年 1 月，海洋探索者号邮轮从新泽西州的自由角港口出发，开始了为期 10 天的航程。船上共有 3 050 人，有约 1/5 的人病倒了。

人们呕吐到袋子里、桶里，或者邮轮医务室的地板上。在船舱里被关了那么多天，还要忍受胃痉挛、呕吐、腹泻和萎靡乏力，50% 的退款加额外 50% 的邮轮积分似乎并不足以补偿他们承受的痛苦。

这次诺如病毒事件是当时有报道的最大规模的邮轮病毒暴

---

① 1 英尺 = 30.48 厘米。——编者注

发，船上 1/5 的人不幸感染。诺如病毒的传染性很强，通过接触感染者、受污染的食物、受污染的水或物体表面传播。美国每年有超过 2 000 万例诺如病毒感染病例（只有普通感冒比它更频繁），和大多数病毒一样，它的"最佳击球点"是人多拥挤的狭小空间。

但令人难以理解的是，邮轮上的公共区域十分拥挤，而且有数百人到处喷溅高传染性的病毒粒子，导致邮轮表面大多被污染，但是只有很少一部分乘客被感染致病，这是为什么呢？船上的普通客舱和我们的主卧卫生间差不多大，即使两个人睡在同一间这样狭小的客舱里，一个人感染而另一个人没有感染的情况也并不罕见。

显然，病毒暴露并不是唯一的决定因素。有些人似乎更容易感染病毒。年龄很小的孩子的免疫力尚未达到峰值，而年龄很大的老年人的免疫力不断减弱，所以这两个年龄段的人容易感染是说得通的。同样地，服用免疫抑制药物会影响身体的抗感染能力，患有多种慢性疾病也会使身体虚弱，削弱保护自己免受病毒攻击的能力。但除了这些已被充分证实的风险因素，健康的人是否有可能因某些日常行为而对至关重要的宿主防御系统造成破坏，从而导致感染病毒的可能性大大增加呢？事实证明，服用常用的抗酸药有可能造成这种结果，但原因是什么呢？

为什么说胃酸是个好东西？

酸对于消化来说是不可或缺的，这也是胃产生胃酸的原因。

胃酸会激活胃蛋白酶，把蛋白质分解成身体可以吸收的氨基酸。胃酸还是吸收维生素B_{12}和其他只有在酸性环境中才能被正常吸收的重要营养物质所必需的。胃酸的释放会产生化学信号，刺激胰腺等其他消化器官，还会引发肠道蠕动（肌肉收缩），帮助混合消化产物，使其通过胃肠道的其余部分。胃酸还有助于防止食物中毒，因为饮食中的潜在有害微生物无法在酸性环境中存活。

质子泵抑制剂的利害得失

如果你看过消化科医生，或者因为任何类型的烧心、消化不良或腹部不适去看过内科医生，那么他们很可能给你开了抗酸药，或者建议你购买这类非处方药。抗酸药已经通过广告向公众普及并大规模销售。广告中，人们在深夜肆无忌惮地吃着芝士汉堡，或者狼吞虎咽地吃下一整块意大利腊肠比萨，而消化道没有发出任何抱怨的声音。抗酸药是世界上十大常用处方药之一，据估计每年销售额达 140 亿美元，因为它们真的非常有效，能彻底关闭我们胃里的酸泵。接下来，我具体说说一类被称为质子泵抑制剂（PPI）的抗酸药。

鉴于胃酸在消化过程中所起的核心作用，阻滞胃酸分泌自然会导致各种各样的问题：消化不完全，需要胃酸参与才能正常吸收的营养物质和脂溶性维生素的吸收量减少，食源性疾病的发病率升高。质子泵抑制剂的大部分长期副作用，包括骨折、肾病和贫血，都是因为消化吸收受到了干扰。此外，质子泵抑制剂会让你更容易感染，或许这才是这类药物让人担忧的副作用。

这是因为胃酸可以使蛋白质变性、失活，从而杀死病毒。一旦停止分泌胃酸，胃就会从一个不适合病毒生存的酸性环境转变为一个友好的繁殖环境，病毒可以在这里蓬勃发展，因为所有的酸都被去除了，pH值处于碱性范围，这对病毒来说是安全的。简单地说，胃酸可以杀死病原体。没有胃酸可能会改善你的反流症状，但这会使你容易遭遇病毒入侵和肠道细胞感染（病毒进入人体的主要途径之一）。胃酸是你最重要和最有效的宿主防御武器之一，没有了它，你更容易受到病毒的攻击。服用质子泵抑制剂的人群感染病毒的风险大幅增加，其背后原因就是胃酸缺乏，这在邮轮病毒感染暴发事件中得到了很好的说明。邮轮乘客的平均年龄在45~60岁，这是质子泵抑制剂使用率很高的一个年龄组。

质子泵抑制剂会减少胃里的酸负荷，这不仅会解除胃杀死病毒的能力，还会促使上消化道中有害菌种过度生长，因为通常会抑制生长的高酸性状态已经不复存在了。这会破坏我们体内微生物组的自然平衡（就像抗生素的作用一样），让病原体更容易大量繁殖。病毒性肺炎和肠道相关的病毒感染，就与质子泵抑制剂导致的病原体不受抑制地增长有关。质子泵抑制剂还会通过抑制咳嗽促使肺炎发生，咳嗽是胃食管反流的常见症状，有助于防止胃酸上行进入气道，并具有清除肺部病原体的双重目的。没错儿，胃酸的确是一种非常重要的宿主防御武器。

质子泵抑制剂的真实代价

在短期应用质子泵抑制剂治疗消化性溃疡出血，或者长期应用质子泵抑制剂治疗癌前期食管病变（巴雷特食管）或严重炎症时，如果能做到小心谨慎，就可以改善病人的健康状况。但是，草率地过度服用这些药物，实际上会导致慢性健康问题，并增加人口中病毒感染的总体流行率。研究表明，80%的服用者不需要这些药物。如果你有胃食管反流病，服用抗酸药似乎是一个不错的主意，尤其是因为它让你在吃什么、什么时候吃两方面不再受到限制。这种新获得的自由，让人可以享用以前禁用的食物，真的很有吸引力。但是，仅仅是某件事可行，并不意味着它就是一个好主意。抑制身体的反馈是一把双刃剑，它能让我们纵情享受，也会让我们付出代价。就质子泵抑制剂而言，代价可能是肺炎、新冠病毒感染、流感，或者乘坐邮轮度假时在甲板下面呕吐而不是在甲板上面放松休息。

质子泵抑制剂和病毒

2020年，美国一项涉及5.3万多名患者的大型全国健康调查发现，每天使用一次质子泵抑制剂与新冠病毒检测阳性风险增加一倍相关，而每天使用两次的人几乎要面临4倍的风险。使用质子泵抑制剂的人不仅更有可能检测出阳性，在感染了新冠病毒后，也更有可能出现严重后果。另一项参与者超过10万名的研究报告称，质子泵抑制剂与住院的新冠肺炎患者出现严重临床后果（包括急性呼吸窘迫综合征）的风险增加79%相关。

但我们需要担心的不仅是新冠病毒，阻滞胃酸还会增加我们感染轮状病毒、流感病毒、诺如病毒和中东呼吸综合征冠状病毒的概率，提升我们感染急性病毒性肠胃炎的风险。不幸的是，即使是医生和经常服用这些常见药物的老病号，往往也不清楚它们与病毒感染可能性增加之间的联系。

既然大家已经清楚胃酸在对抗病毒方面的重要性，也知道抗酸药会让我们更容易感染病毒，接下来我们看看肠道抗病毒武器库中另一种经常被忽视的武器。给大家一个提示：事实上，这个防御系统不仅能保护我们免受病毒的侵袭，还能让我们的胃排出大量的胃酸，同时不会对胃黏膜本身造成任何损伤。

黏液

生活在寒冷地区的人，到了冬天就经常流鼻涕。寒冷干燥的空气会刺激我们的鼻黏膜，于是鼻子里的腺体会增加黏液产量以保持鼻腔湿润。黏液主要由水组成，加上少量的盐和聚合物，囊性纤维化研究人员理查德·C. 鲍彻称其为"凝胶和胶水的混合体"。黏液分布在眼睛、鼻子、嘴巴、喉咙、肺和肠道等器官与外界接触的表面，使它们保持湿润、健康。但是，黏液的作用远不止润滑剂那么简单，它最重要的功能之一是保护我们免受感染。病毒被黏液的微小刺毛困在黏性基质中，然后通过咳嗽或喷鼻息排到体外，或者被吞下后遭遇胃酸而灭活。就像被困在蜘蛛网里的猎物一样，除非有帮手，否则病原体很难躲过黏液织成的庞大网络。

我们的身体每天会产生 1.5 升黏液。虽然我们可能会把黏液和呼吸道联系在一起,但实际上黏液是在消化道(而不是肺)中产生的,其中大部分是由肠黏膜中的特殊细胞——杯状细胞产生的。在肠道和肺部,病毒必须穿透上面的黏液层,才能接触到它们想要感染的细胞。黏液提供的保护屏障的厚度是脊髓灰质炎病毒颗粒直径的 5 000 倍。这就好比一个人要走过 150 个铺满凝胶的橄榄球场,才能来到球门区并触地得分。

黏液就像我们身体自带的捕蝇纸,它分布在鼻子、上下呼吸道和肠道等身体部位的内表面,可以困住刺激物和病原体。黏液的功能不止这些,它还含有保护性蛋白质,可以杀死病毒或者使病毒失效。病毒一旦被困住,就会被肺部细胞上的毛状突起(纤毛)清除。纤毛会有节奏地摆动,使病原体向上运动并排出身体。咳嗽和打喷嚏有助于清除病毒,胃酸同样如此,因为大量黏液最终会被吞到胃中。

我的病人克莱尔非常熟悉黏液无法正常发挥作用时会发生什么。她患有遗传性疾病,这会影响分泌黏液、汗液和消化液的细胞。通常,这些液体很薄、很滑,但是在克莱尔这样患有囊性纤维化的人群中,缺陷基因会导致他们的分泌物变得非常黏稠。正常黏液中有 98% 是水,但克莱尔的黏液中只有 79% 的水。黏稠的黏液静止不动,使她呼吸困难,也使她难以咳出病原体,因此非常容易感染病毒(和细菌)。

我们可能从来没有想过,烦人的鼻涕是为了保护我们远离病毒。但是除了黏稠度,黏液还有一些变量会影响病毒的传播。这些因素不仅会影响被传播的人,也会影响传播的人。

黏液在病毒传播中的作用

2020 年 3 月 10 日，斯卡吉特山谷合唱团的 61 名成员聚集在华盛顿州弗农山长老会教堂进行晚间练习。两周之后，由于新冠病毒感染病例不断增加，州长才下达禁止大型集会并要求所有人居家的命令。此时，人们还没考虑到应该戴上口罩。勤恳认真的合唱团成员采取了一些预防措施（没有拥抱，也没有握手），但他们近距离相处了 2.5 个小时，分享了零食，大部分时间都在唱歌——这是一种高风险的活动，可以通过气溶胶形式的黏液和口腔分泌物传播病毒。几天前，也就是 3 月 7 日，合唱团的一名成员出现了类似流感的症状。

通过一次聚会，一名感染新冠病毒的人通常可以感染两三个人。60 名合唱团成员中有 53 人感染了新冠病毒，传播率高达 88%，令人吃惊。即使是在同一屋檐下生活的密切接触的家庭成员之间，病毒的早期传播率通常也只约为 20%。

你可能还记得读到过的其他引人注目的"超级传播者"事件——它们可能看起来很罕见，但从历史上看，它们是病毒感染暴发疫情中驱动病毒传播的主要因素。包括最近的新冠肺炎疫情在内，最初的绝大多数病例都与比较少的一部分感染者有关。在最近的埃博拉疫情中，60% 以上的感染可归因于 3% 的感染者。我们知道，在麻疹疫情中，一个超级传播者一天可以感染 20 多个人。

超级传播者事件不能用任何病毒突变来解释，也不能根据病毒特性来预测。大型聚会后，可能只有很少人（甚至没有人）

感染病毒；而规模很小的家庭活动后，却有可能所有人都被感染。近距离接触和待在室内只是部分原因，长时间地说话或唱歌肯定也没有好处，但这些因素都不能解释为什么有些人对着你打喷嚏就会传播病毒，而其他人过度分享他们的呼吸道分泌物，却什么也没有发生。事实证明，这与病毒关系不大，与分享者的黏液关系更大。组成黏液的蛋白质（黏蛋白）的差异对病毒的传播影响巨大。

除了具备能够捕获入侵病毒的物理特性，黏液还含有可以降解病毒蛋白的酶和可以中和病毒的抗体。唾液和母乳中的黏蛋白都具有抗病毒活性，甚至可以抑制像HIV这样的强力病毒。如果对着你打喷嚏的人接触过病毒，但他的黏液具有强大的抗病毒活性，那么你被感染的可能性会小得多。反之，超级传播者的黏液灭杀病毒的能力可能较弱，这也是他们极易传播病毒的原因。

就像有些人极易传播病毒一样，有些人极易感染病毒。黏液的结构和组成也可以用于预测"超级接受者"——他们在接触病毒时的感染风险更高。不同的黏蛋白在病毒与黏液层下方的上皮细胞上的受体结合时起限制或者增强作用，所以你的黏蛋白"签名"与病毒感染的阳性或阴性结果之间可能具有相关性。

根据你的黏液的物理和化学特性不同，你可能被划分为超级传播者、超级接受者，或者对病毒感染有超级免疫力——如果你拥有超级好的抗病毒黏液。

基因和免疫系统等内部因素会影响黏蛋白的组成，但外部环境因素和生活方式也会起作用。所以，我们可以通过控制几个与病毒传染性有关的宿主因素，降低我们受感染的风险。通过不吸烟、大量接触清洁空气、健康饮食和大量饮水来培养健康的黏液，我们可以减少有症状感染的可能性。这听起来可能不像是一项重要的高科技或前沿技术，但拥有可以有效捕获和驱逐病毒的优质黏液，是我们的又一种关键的宿主防御武器。

保护你和你的后代

产科学已经从黏蛋白研究中获益良多。当黏蛋白的结构发生变化时，它对抗病原体的能力就会受到损害，原因可能是黏蛋白的化学性质或黏液本身的实际物理强度有所不同。我们经常使用黏液作为诊断工具，例如用于评估早产风险。怀孕时，如果你的宫颈黏液比正常情况下更稀薄、更有渗透性，它就会允许更多的病原体穿透它到达你的子宫，感染胎儿，带来更高的早产风险。另外，黏液越黏稠，早产的风险就越低。医生只需做一个简单的阴道检查，用手指触摸宫颈黏液，就能准确预测女性是否有早产的风险，是否需要更密切的监测。在这种情况下，优质的黏液不仅能保护孕妇免受病毒感染，还能保护她未出生的孩子的安全。

让病菌流出来

如果你曾经因为咳嗽、痰多而难以入睡，那么你可能考虑过使用止咳药。19世纪末，制药公司拜耳开始推广一种新的含有海洛因的止咳配方，并宣称它比以前的配方更好、更安全。1849年，温斯洛夫人舒缓糖浆在美国缅因州推出，其成分包括碳酸盐和水，外加大剂量的吗啡。它让烦躁哭闹的孩子平静地入睡，但不幸的是，其中一些孩子再也没有醒来。与100年前相比，现在止咳糖浆的成分非常温和，但它们仍可能对我们的健康构成威胁。实际上，止咳药有可能加重病情，因为这些药物会削弱我们咳出病毒和其他病原体，并将它们排到体外的能力。抑制咳嗽反射可能会把上呼吸道的小问题变成肺部深处更严重的问题。美国儿科学会建议："不应为幼儿呼吸道疾病开具、推荐或使用止咳药和感冒药。"这对成年人和青少年也是一条很好的建议。尽管床上躺着一个拼命咳嗽的人确实很烦人，但记住他们的咳嗽是在保护他们，即使他们睡着了，还吵得你睡不着。

黏液和帮助排出黏液的咳嗽是身体清除病毒的重要途径，现在我们知道了，干扰这一过程会让我们更容易生病。下一种防御机制和咳嗽、流鼻涕一样，很多人错误地认为它是一种需要消除的危险症状，却不知道它是我们的身体与入侵病毒进行战斗的有效手段。

发热

发热是指你的体温暂时性地升高到38摄氏度以上。

当我们体内的温度调节器（位于脑部的下丘脑中）将温度

调高到正常水平以上时，我们就发热了。通常，这是对感染或疾病做出的一种反应。尽管你可能认为发热是身体生病而发出的信号（这个想法通常是对的），但它也明确表示你的身体正在加班工作保护你。

几百年来，我们对发热的认知发生了很大的变化，并持续演变。早期文明认为发热是由邪灵引起的，为了让体温恢复正常并净化灵魂，人们有时会用驱魔的方法去除身体中的"邪恶体液"。大多数古代医生持不同观点，认为发热是利大于弊的。发热疗法可以追溯到几千年前，希波克拉底就是它的拥趸之一。在注意到疟疾导致的发热对癫痫患者具有镇静作用后，希波克拉底说过一句名言："给我让人发热的能力，我就能治愈所有疾病。"1927 年，奥地利神经精神病学家朱利叶斯·瓦格纳·尧雷格因利用发热疗法治疗神经梅毒引起的痴呆而获得诺贝尔生理学或医学奖。发热疗法一直用到了 20 世纪 50 年代。直到今天，很多文化仍在以桑拿浴、蒸汗屋和蒸汽浴的形式使用这一疗法。

治疗还是不治疗？

发热既是身体发出的信号，提醒你它正在对抗某种疾病，也是它的保护机制的一部分。我们应该问的不是"宜吃还是宜饿"的问题，而是是否应该治疗发热的问题。在 19 世纪，微生物学取得了发展，人们也认识到发热可能是感染的征兆。此外，人们发现，当动物的体温超过一定水平时，它们可能很快就会死亡。于是，人们在发热、疾病和死亡之间建立了某种联系，这为退烧药的广泛使用铺平了道路。如今，我们往往会本能地治疗发热，尤其是儿童发热时，因为我们认为发热是有害的，可能会导致并发症，却从没有考虑过事实有可能正好与之相反：实际上，发热可能是保持健康的一种重要的宿主防御手段，干扰它可能会让你更容易感染病毒。

发热与儿童

如果你曾经照顾过体温达到 38.9 摄氏度的哭闹的儿童，你就会知道这是一种痛苦的经历。医生和焦虑的父母选择治疗发热，有两个主要原因：减少高热惊厥的风险，缓解不适。在极少数儿童身上，高温会导致短暂的良性惊厥，通常发生在发热的第一天，持续几分钟，通常是无害的，不会造成脑损伤或死亡。尽管儿科医生经常推荐使用退烧药，但退烧药并不能有效预防高热惊厥。就像给感染病毒的患儿服用抗生素一样，开退烧药通常是为了安抚希望孩子得到治疗的焦虑父母，而不是因为有医学指征。通常，我们归因于发热的不适几乎都是发热背后的疾病引起的，过多地关注降低体温会分散注意力，让人忽视真正应该关心的事情——发现并处理深层次的病因。

利大于弊

作为一种对感染的反应，发热已经经历了数千年的演化，这有力地证明了它对宿主是有好处的。我们仔细看看这些好处可能是什么。

大多数病毒在高温下会停止复制，所以发热是你的身体抵御病毒的进一步攻击和带来的损伤的一种非常重要的方式。从下面这个例子可以看出它到底有多重要：脊髓灰质炎病毒在正常体温下的复制速度比在 40 摄氏度的高温下高 250 倍。这个例子清楚地说明了发热时宿主防御系统正阻止病毒在体内传播。除了阻止病毒就地复制，发热还能增加动用的免疫细胞数量。免疫细胞释放对付病毒的抗体，并向其他炎症细胞发出求助信号，让它们加入战斗。就像红外制导导弹（俗称热追踪导弹）可以跟踪目标一样，发热增强了白细胞摧毁病原体的能力。事实上，如果你在与病毒做斗争时利用药物降低体温，那么你其实是在破坏自己最重要的（也是最有效的）抗病毒武器之一。

我们必须记住，发热是生理反应，不是疾病。它也可能是一个重要的信号，表明我们需要注意一些事情。比如，发热通常是新冠病毒感染早期的唯一症状，你如果服用了阿司匹林、对乙酰氨基酚等非甾体抗炎药（NSAID）来退烧，就很可能发现不了这个症状。通常，病毒感染会引起低热，但登革热等病毒性疾病也会引起高热。仅凭体温无法判断你正在抵御的是病毒感染还是细菌感染，但在这两种情况下，发热都是你的身体试图杀死入侵有机体时做出的努力，使用药物抑制它实际上会使情况变得更糟。通常，布洛芬、对乙酰氨基酚及类似退烧药与流感病程拉长有关，它们有可能加重普通感冒的症状；一些研究还发现它们有可能延缓水痘的消退。我们经常焦虑地看着温度计那上升的水银柱（或显示的数字），但实际上我们更应该担心它会低于正常水平。就病毒性脑膜炎患儿而言，低体温与死亡密切相关，而高热则与更好的转归相关，这再次证实了我们的认知：体温升高能够减缓或阻止病毒复制。

有必要再强调一次：发热不是病毒引起的，它是你的身体对病毒做出的反应引起的，而这种反应旨在对抗和杀死病原体。就像肌肉疼痛、宿醉和烧心一样，发热是演化的积极选择，因为对我们大多数人来说，它的好处远远大于风险。当然，在某些时候，或者在某些临床情况下，发热可能是有害的，但过去几十年的研究表明，发热具有全面的保护作用，包括阻止病毒复制，以及增强免疫系统应对病毒威胁的能力。正如你将在下一节了解到的，发热甚至会让你的肠道发生物理变化以遏制病毒。

让发热过程自然发展，对个体有潜在的益处，而在正常的临床环境下，抑制发热可能会对整个社会产生负面影响，因为当你把体温降至正常、放任病毒不受抑制地复制时，可能会增加病毒的传播。

肠道与发热的关系

通常情况下，你的肠道是可渗透的，允许营养物质进入和细胞中的废物排出。面对病毒攻击时，发热会向肠道内的细胞传递信息，让它们紧张起来，形成一道难以渗透的屏障来抵御入侵。在发热的情况下，肠黏膜的渗透性会暂时降低，这样做的好处是可以增加病毒通过的难度。用退烧药抑制这种身体内部的沟通，会增加肠黏膜的渗透性，从而增加对病毒攻击的易感性。

你的肠道微生物组也会对体核温度①的变化做出响应。将实验鼠放置在较低温度下，会导致它们的微生物组发生变化。这些变化有助于它们保持温暖，却也会转移用于对抗感染的资源。发热带来的体核温度升高，意味着小鼠（和人类）不必忧心如何提高体温来取暖，因此可以继续全力与病原体进行斗争。我们不知道当人体发热时微生物组会发生哪些具体的变化，但研究表明，这些变化与发热引起的免疫应答增强是发挥协同作用的，它们有着共同的目标：为你提供保护。

热疗

研究表明，除了杀死病毒，发热还能很好地清除癌细胞。于是，一种古老的方法被冠之以"热疗"的名号，重新焕发了生机。与病毒一样，癌细胞比正常细胞更容易受到高温的影响。发热可以通过破坏癌细胞的新陈代谢来抑制某些肿瘤的生长，还可以增强能消融癌细胞的酶和免疫细胞的功能，因为免疫细胞在高温下活性会增强。甚至有报道称，霍奇金淋巴瘤患者在感染麻疹等病毒而发热后病情会有所缓解。

随着年龄增长，我们发热的能力会下降，免疫系统的应答强度也会下降，因此老年人特别容易感染。通常，新冠肺炎导致

---

① 体核温度指机体深部（包括心脏、肺、腹腔器官和脑）的温度。——编者注

的死亡是急性呼吸窘迫综合征（ARDS）带来的结果，因为它会杀死肺细胞。实验表明，ARDS小鼠模型持续数个小时的发热阻止了细胞死亡，它的肺细胞也没有受到新冠病毒导致的炎症损伤。在合适的环境下，热疗可能是一种保护老年人等弱势群体免受病毒感染并发症困扰的方法，本质上这是在他们的身体不能自行发热的情况下为他们创造一种保护性的发热。

当身体出问题时

我们的身体拥有与病毒作战的惊人能力：可以用胃酸让病毒失去活性，可以用黏液捕捉病毒并将它们驱逐出去，还可以通过发热阻止它们复制。这些都是设计得非常巧妙的系统，如果能不受干扰地正常运行，它们可以让你暴露在有害病毒面前时保证自身的安全。加上拥有强大抗病毒能力的肠道细菌大军，以及它们能够调集的免疫细胞部队，所有这些抗病毒能力真的引人瞩目。

但是，如果受到有意或无意的干扰，你的肠道失去了强大的屏障，你会发现自己毫无防御能力，极易受到病毒的攻击，那该怎么办呢？首先，要确保你熟悉情况，知道出了什么问题，以及为什么出问题；其次，要知道如何让事情回到正轨。接下来，我们就讨论这个问题。

第二篇

你的肠道出了什么问题？

隐蔽的风险：肠道生态失调

> 我们生活的每一天，吃的每一顿饭，都会影响我们体内
> 巨大的微生物"器官"——有的是好的影响，有的是坏的影响。
>
> ——朱莉娅·恩德斯，《肠子的小心思》

如果我问你最有可能导致感染新冠病毒后转归不良的因素是什么？你的答案可能是心脏病或慢性肺病，也有可能是衰老、肥胖或糖尿病，还有可能是患有癌症或正在服用抑制免疫系统的药物。你的回答是正确的，这些都会让你更容易受到影响，肯定会导致转归更糟糕。但到目前为止，最能准确预测感染期间你是否会毫发无损、你的症状是否会持续很长时间、你有没有生命危险的预测因子，就在你的肠道中。为了理解其中的原因，让我们仔细看看一种数百万人在不知情的情况下就会出现的病。

生态失调是什么？

生态失调这个名称听起来有点儿反乌托邦，它的定义其实

很简单：指肠道中有害微生物过度生长，而有益微生物数量不足的微生物失衡现象。虽然每个人体内的微生物千差万别，但我们的健康取决于这些微生物是否恰好平衡，不能有任何一种微生物处于不正常的主导或顺从地位，而且重要微生物的数量必须足够多。要抵抗病原体，就必须培育并维护好你的终极"战斗机器"——丰富多样的微生物组。

生态失调究竟如何使你更容易感染病毒呢？微生物组能调节宿主防御反应和免疫力，决定感染病毒后的结果。这些相互作用会影响病毒的复制、传播和感染的严重程度，它们都受肠道菌群的组成和多样性影响。你的微生物组既可以增强你的免疫力，也可以减弱病毒的复制能力和传染性，总之，它们可以通过各种各样的方式来减轻病毒感染后的病情。

举几个真实的例子。表皮葡萄球菌是鼻子中的一种常见细菌，可以抑制甲型流感病毒在鼻黏膜中的复制，从而防止病毒传播到肺部。通常栖居在上呼吸道的金黄色葡萄球菌也有保护作用，因为它们能显著减少甲型流感病毒感染导致的肺损伤。如果你经常服用抗生素，那么抗生素很可能已经消灭了这两种细菌，因此你的肺部更有可能发生严重的并发症，比如流感引起的肺炎。再举一个感染诺如病毒之后微生物组为你提供保护的例子。感染诺如病毒是急性胃肠炎最常见的原因，感染者通常会出现呕吐、腹泻和胃痉挛等症状。但是如果你的微生物组包含大量有益的拟杆菌，而致病的梭状芽孢杆菌含量又非常低，那么当你遭遇诺如病毒时，你更有可能没有症状。阴道内有大量保护性乳杆菌的女性在接触HIV、HPV（人乳头瘤病毒）和其他性传播疾病的病原体后被感染的风险要低得多，因为乳杆菌产生的酸可以排斥病毒。体内微生物组中有大量普拉梭菌与新冠病毒感染预后较好有很大关系，部分原因是这种细菌竟然可以降低新冠病毒的毒力。微生物组可以从很多方面影响病毒感染的结果，上面列举的仅仅是其中一部分。

在预防或治疗病毒感染时，我们主要依靠两种干预手段：抗病毒药物和疫苗。有证据表明，微生物组会影响身体对这两种手段的反应。例如，阴道微生物组失调会降低一些抗HIV药物的疗效。人群中疫苗的效力表现出巨大的差异，而个体间微生物组的差异就是控制疫苗效力的变量之一。婴儿体内的放线菌会增强对乙型肝炎病毒疫苗的应答，而不太健康的微生物组（例如包括大量的肠杆菌、假单胞菌和梭状芽孢杆菌的微生物组），则会减弱对乙肝病毒疫苗的反应。所有这些例子都说明，在与病毒的战斗中，决定胜负的并不是运气，而是你体内微生物组发生的可以预测的（通常也是可以预防的）变化。

检测生态失调

现在，我们知道了生态失调是病毒性疾病和并发症的一个主要风险因素，接下来我想让大家熟悉它的症状和体征。生态失调的表现千变万化，包括疲劳、体重难以减轻（或增加）、食物不耐受和食物渴求、胃气胀、便秘、腹泻、酵母菌过度生长、阴道排液（白

带过多）、痤疮、玫瑰痤疮、皮疹和心境障碍在内的很多症状都源
于生态失调。它还有可能是许多我们不甚了解和难以诊断的医疗状
况背后的根本原因或促成因素，包括一些自身免疫病、肠道渗漏、
肠易激综合征、小肠细菌过度生长以及肌痛性脑脊髓炎/慢性疲劳
综合征——与新冠长期症状等病毒后综合征有很多相似之处。所有这
些情况的一个共同特征是肠道细菌失衡。（要详细全面地了解生态
失调的身体状况和表现，请参阅我的第二本书《微生物疗法》。）

生态失调可能是造成下列问题的根本原因

• 自身免疫病

• 胃气胀

• 乳糜泻/麸质敏感性肠病

• 慢性疲劳综合征

• 抑郁症

• 食物过敏和敏感

• 食物渴求

• 炎性肠病

• 肠易激综合征

• 肠道渗漏

• 寄生虫

• 病毒后综合征

• 皮肤病（痤疮、玫瑰痤疮、湿疹）

• 小肠细菌过度生长

- 阴道炎

- 体重增加

- 酵母菌过度生长

生态失调可能难以诊断。虽然通过一些测试有可能找到支持诊断的证据，但它主要是一种临床诊断，必须认真进行病史采集，还要熟悉它可能引起的各种症状。与胆结石或结肠癌不同，生态失调既看不到，也检测不到，再加上它很大程度上是我们自己过度热心的医疗实践造成的结果，所以主流医学直到现在才开始认识到生态失调真的是一种疾病，尽管患者已有数百万人之多。服用抗生素后口腔出现鹅口疮或发生阴道酵母菌感染，是生态失调的典型例子——为了弥补大量必需细菌消失造成的空白，你体内的原生酵母菌种群开始不受控制地增殖。

数以百万计的美国人遭受着生态失调带来的困扰，这是因为破坏肠道菌群的因素非常多。抗生素并不是唯一的威胁，深加工、含有杀虫剂的食物链使我们的肠道微生物处于危险之中。还有高脂肪、低纤维的饮食，大量饮酒和含糖饮料也是罪魁祸首，因为它们会喂养错误的微生物。更不用说我们一直在食用却没有意识到其有害影响的可食用物质了，比如人工甜味剂可以把正常的有益菌变成病原体。此外，破坏微生物的药物、改变肠道pH值的抗酸药、充满毒素的环境，以及久坐不动、充满压力、过于忙碌的生活，都可能是干扰肠道微生物的主要因素。让我们仔细看看这些日常行为是如何造成生理障碍，使我们更容易受到病毒攻击的。

生态失调的常见原因

药物

你可能认为药箱能帮助你对付困扰自己的疾病，但是当涉及生态失调时，它往往是问题的根源所在。2020 年发表在《自然》期刊上的一篇重要综述分析了 41 种不同类型的药物，发现其中 19 种与微生物组的显著紊乱有关。除了扰乱肠道菌群，这些药物中有一部分还有其他副作用，会让你更容易感染病毒。以下是威胁排在前几位的药物：

抗生素。 每天，我们都在利用抗生素防止因严重细菌感染导致的死亡，但在过度诊断和过度治疗的当前环境下，它们也在一些方面被过度使用或不当使用，包括用于可以自行恢复的轻微自限性感染，作为预防措施用于不太可能发生的感染，以及用于它们完全无效的病毒感染。美国疾病控制与预防中心的保守估计表明，有多达 1/2 的抗生素使用是不恰当的，导致了不必要的副作用、医疗成本增高以及对所有已知抗生素都有耐药性的"超级细菌"，最后这件事可能会让我们回到医学的黑暗时代。不仅如此，正如我们刚刚了解到的那样，过度使用抗生素还会带来另一个严重的问题——它会极大地增加你感染病毒的可能性，而且如果你因为与抗病毒反应密切相关的关键菌种被清除而感染病毒，那么预后会更差。令人吃惊的统计数据显示，仅仅使用 5 天的广谱抗生素，比如用于治疗鼻窦或尿路感染的抗生素，就可以杀死多达 1/3 的肠道细菌。这包括你希望杀死的各种致病菌，以及大量在你对抗病毒的能力中占据重要地位的有益菌。当你杀死这些必需的微生物时，你为那些通常数量较少的致病性微生物大量繁殖创造了条件，结果就是生态失调。

事实上，大多数肠道健康的人每隔几年就能耐受一个疗程的抗生素带来的破坏，但是如果抗生素使用得更频繁，身体就很难恢复过来。对于一年内接受两个以上疗程的广谱抗生素治疗或者疗程较长的患者，又或者是微生物组仍在形成的患者（幼儿），这些药物会对免疫系统造成严重的损害，有时甚至是持久的损害。我在行医过程中，就经常看到患有慢性莱姆病、复发性鼻窦炎或痤疮等疾病的人在接受数月（有时甚至是数年）抗生素治疗后出现反复发作性病毒感染的重大问题。对我们这些一直用低纤维含量的加工食品喂养微生物的人来说，肠道微生物组受抗生素打击后的恢复能力更加有限。在本书的第二部分，我将为你列出一些在服用抗生素之前需要咨询医生的重要问题，以及在无法避免使用抗生素的情况下有助于减少其副作用的措施。

质子泵抑制剂。例如，埃索美拉唑、奥美拉唑、兰索拉唑、雷贝拉唑和泮托拉唑。这些药物去胃酸的效果非常好。如果你有胃酸反流的情况，它们可能会缓解病情，但这是有代价的。正如我们在前一章中讨论的，通常情况下，胃酸会抑制细菌生长，使上消化道的细菌数量远远低于结肠。从肠道顶部（胃）到底部（结肠），肠道细菌数量逐渐增多的自然梯度对微生物组正常发挥功能很重要，长期使用质子泵抑制剂（一次超过 8 周）会扰乱自然梯度，这是生态失调的一个主要原因。更不用说，它阻滞的胃酸在正常情况下还具有让病毒DNA失活的抗病毒作用。

非甾体抗炎药。美林、艾德维尔和萘普生等非甾体抗炎药是全世界常用的抗炎药，这是因为它们有助于缓解发烧、疼痛和炎症。但是，就像许多其他"特效药"，这种缓解是以牺牲肠道为代价的。非甾体抗炎药没有直接的抗菌活性，它们会改变肠道内的化学环境并引起侵蚀和溃疡，干扰微生物代谢，还可能导致肠道生态失调。

避孕药。在美国，避孕药是最常见的避孕方式。除了预防怀孕，还有数百万名女性通过服用避孕药来缓解痛经、清除痤疮、治疗子宫内膜异位症、减轻经前综合征的症状。遗憾的是，避孕药和激素替代治疗都会增加雌激素水平，这会影响你的微生物生态系统，导致慢性酵母菌感染和生态失调的其他症状。

皮质类固醇。例如强的松（也称泼尼松），可以用于治疗几乎所有炎症。它们不能治愈大多数疾病，但可以抑制症状，因此非常受欢迎，特别是用于控制难以治疗的自身免疫病——针对这类疾病通常没有太多药物可供选择。使用类固醇药物是生态失调的一个主要原因，因为它们会抑制有益菌，为真菌增生创造条件，而真菌会增加你对病毒感染的易感性。口服和静脉注射类固醇比外用类固醇对微生物组的伤害更大，但长期使用类固醇吸入剂、霜剂或软膏也会影响你的微生物组，使你容易感染病毒。

化疗。理想情况下，化疗应该只杀死癌细胞，而不影响身体的其他部分。不幸的是，当这些强大的药物毒害细胞时，许多微生物也会受到影响。这可能有助于解释为什么化疗后继发性癌症如此普遍，而且患者难以恢复健康。除了削弱免疫系统，某些化疗还会导致肺部出现纤维化和炎症等问题，这可能会导致病毒性呼吸道感染的预后更差。

饮食

我对食物的定义很简单：为你提供营养的东西。这意味着它也应该滋养你的肠道细菌，因为蓬勃发展的微生物组是健康的关键。肠道细菌的生存除了需要特定的原材料和营养物质外，还需要我们加以呵护，使其免受食物中的毒素和化学物质侵害，防止不正确的食物类型造成菌群失衡。本书讲述的肠道抗病毒计划会向你表明饮食中需要添加什么，去除什么，哪些食物可以作为代餐，以确保你喂给肠道微生物的食物正是它们所需的。接下来，我简单介绍一些有问题的食物。这些食物会严重破坏你的微生物组，因此应该尽量避免摄入。

人工甜味剂声称不会被小肠吸收，因此可以减少你摄入的热量，但它们仍然会导致胰岛素的释放（胰岛素是一种激素，它会告诉你的细胞将热量以脂肪的形式储存起来），有的人工甜味剂甚至会致癌。但它们的缺点并不仅限于意外增重和可能导致癌症。人工甜味剂在结肠中发酵，这一过程除了产生大量气体并导致腹胀外，还会破坏肠道菌群。2021 年发表在《国际分子科学杂志》上的一项研究表明，除了已知的对肠道细菌数量和种类的有害影响外，几种常见的人工甜味剂，如糖精、三氯蔗糖和阿斯巴甜，还会导致健康的肠道细菌变得病态并入侵肠壁，这有可能导致严重的健康问题，如炎症和食物过敏。

糖和脂肪是微生物遭遇的主要干扰物。含糖、多淀粉、高脂肪的饮食会让有害菌疯狂繁殖，促进肠道中那些我们并不欢迎的细菌生长。这可能会导致生态失调，为多种疾病的发生奠定基础，包括病毒性疾病的糟糕转归。我们将在本章后面探讨高脂肪/高糖饮食与高纤维饮食给微生物组带来的影响深远的差异。

酒精的影响很复杂。我们可以争论喝一两杯红酒是否对心脏有好处，但不要相信它会对你的微生物组或者抗感染能力有益。研究表明，女性每天只要喝一杯酒，男性喝两杯，就会导致生态失调，损害肝脏，增加肠道渗透性，影响免疫系统。当你接触到病毒时，你的身体会产生免疫应答，攻击并杀死病毒。一般来说，免疫系统越健康，就能越快地清除病毒，你也能越快地康复。酒精会增加免疫系统抵御病原体的难度。在肺部，酒精会破坏负责清除呼吸道病毒的免疫细胞。在肠道中，酒精会引发炎症，破坏维持免疫健康的微生物，导致感染和并发症风险增加。如果你是病毒感染的高风险人群（年龄较大、免疫功能低下、肥胖、有自身免疫病或糖尿病），或者正在努力从病毒后症状中恢复过来，禁酒绝对是正确的做法。

"弗兰肯食品"（转基因食品）并不是一种特别褒义的表达，这表明医学界有许多人担忧转基因食品会影响健康。基因改造是指从一种生物中提取遗传物质，将其插入另一种生物的永久遗传密码，从而创造出新的生物，例如有细菌基因的马铃薯、有人类基因的猪、有牛基因的鱼等。人们已经利用这种方法改造了许多食物，包括玉米、大豆、糖、芥花油和棉籽油。几项研究表明，食用经过基因改造以耐受草甘膦等除草剂的食品会导致肠道菌群出现问题。草甘膦会导致家禽生态失调，进而增加沙门菌等病原体在动物体内的发病率，而且草甘膦与喂食转基因玉米的奶牛的生态失调有关。如今，超市货架上超过 70% 的加工食品含有转基因食材成分，这些食品很可能对我们的微生物组有类似的影响。

上面列出的这份长名单看起来可能只是理论上的威胁，但实际情况是，至少有成千上万的人因为经常摄入对微生物组有害的食物和药物，而承受了不必要的病毒性疾病的侵害。

······

无论你是否已经被诊断出患有生态失调或与其有关的疾病，还是出现了毫无原因、莫名其妙的症状，下面列出的这些问题都可以帮助你确定自己的微生物组是否出了问题。只要你对其中任何一个问题给出肯定的回答，就可能表明你的肠道处于生态失调的状态，而且生态失调的风险是根据你具备的风险因素不断累加的。

生态失调检查表

• 你是否每年服用广谱抗生素超过 4 次或一次性服用超过 2 周？

- 你是否每天服用超过 20 毫克的皮质类固醇，如强的松？

- 你正在用质子泵抑制剂进行抗酸治疗吗？

- 你服用避孕药或接受激素替代治疗吗？

- 你在过去 5 年里接受过化疗吗？

- 你经常服用布洛芬、阿司匹林或其他非甾体抗炎药吗？

- 你是很少吃绿色蔬菜的挑食者吗？

- 你是否遵循控制谷物、豆类和水果摄入量的低碳水化合物饮食？

- 你是否摄入大量的糖和淀粉类食物？

- 你每周喝超过 10 杯含酒精饮料吗？

- 你每天喝一杯或更多苏打水/无糖苏打水吗？

- 你经常吃经草甘膦等杀虫剂处理的食物吗？

- 你使用的抗菌皂、沐浴露、除臭剂、漱口水和牙膏中是否含有损害微生物的化学物质三氯生？

从外部看，这些风险因素以及它们对微生物组的损害并不明显。从外表看，你永远不会猜到我的病人艾丽西亚在感染新冠病毒或患类似的病毒性疾病后会转归不佳，但她的微生物组则会告诉我们不一样的情况。

在我遇到她之前，艾丽西亚已经因为鼻窦感染服用了 30 多个疗程的抗生素，这最终导致她频繁发生阴道酵母菌感染。一位自然疗法医生给她开了 8 周的氟康唑。这种强效抗真菌药物帮助她清除了阴道分泌物，但没有改善腹胀、排气和便秘等症状。在过去的两年里，这位医生让她严格控制饮食，只吃肉（含鸡肉）、蛋和一些绿色蔬菜，不吃任何谷物、水果、淀粉类蔬菜、糖、蜂蜜和甜味剂。

我告诉艾丽西亚，她出现那些胃肠道症状，原因可能不是酵母菌过度生长，更有可能是她严格控制的低纤维饮食，再加上抗生素导致了必需细菌数量不足。但她坚信酵母菌是问题所在，需要进一步治疗。说服艾丽西亚停止服用氟康唑，比让她放开饮食要容易得多。她和她的肠道细菌迫切需要一些纤维，但她对吃碳水化合物感到恐惧，即使是高纤维复合碳水化合物。她读到过碳水化合物是酵母菌的养料，但不知道不易消化的植物纤维实际上对培养健康的肠道微生物、控制酵母菌来说具有至关重要的作用。

艾丽西亚是我治疗的第一批新冠肺炎患者之一。她年轻（43岁）、苗条、不吸烟，没有心脏病、高血压和糖尿病史，所以一开始她并不太担心。我必须承认，当她丈夫打电话告诉我她住进了重症监护室时，我很惊讶。当我得知她在医院住了三周后被病毒夺走了生命时，我更震惊了。照顾她的医疗团队怀疑（但未证实）她重叠感染了细菌性肺炎，所以给她注射了抗生素，发现没有效果后又注射了大剂量的类固醇。现在看来，首先很可能是艾丽西亚之前使用抗生素导致体内肠道细菌减少，加上低纤维饮食，使得她更容易感染新冠病毒；随后，在医院使用的大剂量抗生素和类固醇进一步损害了她的免疫系统。这最终导致了悲惨的结局：她的肠道屏障严重受损，无法保护她免受病毒侵害。

你的肠道屏障

我讲这个故事不是为了吓唬你，而是要强调一点：就病毒感染而言，重要的不是你的外在表现，而是肠道微生物组健康状况发生的变化，而且这些变化并不一定会明显地表现出来。简单地说，更健康的肠道微生物组意味着更良性的病毒性疾病发展过程——你甚至根本不会生病，还意味着病毒消失后微生物异常状况持续存在的风险较低。在很多肝炎、单核细胞增多症和新冠肺炎等疾病患者病后出现的长期症状中，微生物组异常起到了一定的作用。生态失调是病毒易感性的基础，避免生态失调或采取补救措施是创造健康的抗病毒肠道的关键。

但是，如何才能获得最佳的微生物健康状态呢？为了抵御病毒，你需要做些什么来加强体内那道看不见但必不可少的肠道屏障呢？好消息是，你的微生物组在不断变化，优化肠道菌群的组成会对你的健康状况和抗感染能力产生深远的影响，这也是我对自己从事的工作如此乐观的原因。在你的身体里，每周周一早上的细菌可能与周五下午培养出来的细菌完全不同。微生物丰富性和多样性的改善也会影响你体内哪些基因被开启和关闭，这可能会影响疾病的表达，并对病毒感染的转归产生巨大影响。那么，你应该如何照顾你的肠道微生物，才能让它们反过来照顾你呢？在前面的章节中，我指出一些食物（和可食用的类食物物质）会导致你的微生物组出问题。现在，让我们来看看如果你想培养一个抗病毒的肠道，你应该吃什么。

双城记

布基纳法索的布尔蓬是非洲西部的一个小乡村。一万年来，当地的饮食没有发生太大变化。莫西族村民仍然像他们新石器时代的祖先一样从事自给自足的农业，主食是用小米和高粱做的稠粥。他们在平坦的石头上把小米和高粱磨成浆，做出稠粥，就着蔬菜和香草吃下肚。总的来说，他们的饮食富含纤维，很少有动物蛋白或脂肪。他们的主食还包括谷物、谷类食品、黑眼豌豆等豆类和蔬菜。在雨季，白蚁偶尔会出现在菜单上，而在特殊的场合，村子里散养的鸡也会出现在某个人的锅里。

在世界的另一端，包含大量水果、蔬菜、豆类、坚果、种子、鱼等精益蛋白质、橄榄油等健康油脂，以及极少量红肉和糖的地中海饮食被誉为最健康的饮食方式之一。这是西班牙、意大利和希腊人几个世纪以来的日常饮食，也解释了为什么他们的心脏病发病率较低，而且总体上比北欧和美国的同龄人更健康。如今，现代意大利人的饮食与他们的祖先有很大的不同。在佛罗伦萨等城市，如今人们以西方饮食为主，这种饮食包括大量的肉类和奶制品，以及大量加工过的碳水化合物，如面包、意大利面和糖——这些都是低纤维食品。

佛罗伦萨大学的儿科胃肠病学家、微生物组研究人员保罗·廖内蒂医生决定调查布尔蓬和现代佛罗伦萨的饮食对肠道细菌的不同影响。他的里程碑式研究比较了一组来自布尔蓬的幼儿和另一组来自佛罗伦萨的幼儿的微生物组，以评估他们的饮食对肠道细菌生长的影响。

在廖内蒂医生的研究对象中，所有的孩子都是顺产出生的，接受母乳喂养，身体健康，所以两组孩子在出生时和婴儿期的微生物组非常相似，这并不令人感到奇怪。但是，当孩子们从母乳喂养过渡到当地饮食时，情况开始发生变化。摄入大量脂肪和糖的意大利儿童的肠道微生物多样性很低——这是生态失调的典型标志，而且他们体内有大量与过敏、肥胖、炎症以及病毒感染转归不佳相关的微生物。饮食中包含大量高纤维豆类和蔬菜的非洲儿童的肠道细菌多样性非常高，有更多与消瘦相关的细菌，而且肠道细菌的有益副产品——短链脂肪酸的含量更高。

表4-1 短链脂肪酸一览

短链脂肪酸	主要生产者	对健康的益处
丁酸	普拉梭菌、直肠真杆菌、罗斯氏菌	为结肠细胞提供能量，有助于预防肠道渗漏、抗炎/癌、保护大脑
丙酸	拟杆菌、厚壁菌、毛螺菌	调节食欲，抗炎，预防癌症
乙酸	双歧杆菌、乳杆菌、阿克曼氏菌	调节肠道pH值，控制食欲，滋养产生丁酸的细菌，抵御病原体
乳酸	乳酸菌	驱逐病原体，调节免疫系统，抵抗机会致病菌

短链超级英雄

说到平衡的微生物组和良好的肠道健康，短链脂肪酸是引人注目的"明星"。它们是由某些细菌发酵膳食纤维而产生的。除了预防炎症，短链脂肪酸在普拉梭菌等细菌帮助你抵抗病毒及

感染病毒后恢复的过程中发挥着重要作用。在第 1 章中，我讨论
了一种被称为"免疫平衡"的免疫应答。短链脂肪酸可以通过抑
制肠道和其他器官的炎症反应来协调免疫平衡，这有助于你成功
地从病毒感染中恢复过来，同时防止过度免疫应答。

短链脂肪酸还能远程影响你对肺部病毒感染的局部免疫应
答。高水平的短链脂肪酸有利于平稳恢复，而低水平的短链脂肪
酸则与哮喘反应或细菌重叠感染等并发症有关，可能导致不良后
果甚至是死亡。在感染流感病毒的小鼠体内，高水平的短链脂肪
酸可使感染小鼠的免疫应答处于健康的水平，同时还会减弱肺部
有害的过度免疫应答，从而增加感染小鼠的存活率。2021 年发
表在《美国鼻科学与过敏杂志》上的一项日本研究发现，短链脂
肪酸还可以减少呼吸道中病毒结合位点的数量，这可能是它们积极
影响你对流感和新冠肺炎等病毒性疾病做出的免疫应答的另一种
方式。

短链脂肪酸除了能保证免疫应答平衡和限制肺部病毒损伤，
还有助于维持肠黏膜的完整性——肠黏膜是抵御病毒的重要物理
屏障。低水平的短链脂肪酸会增加肠道的渗透性，因此病原体更
有可能穿透肠道屏障，进入你的体内，加重你的病情。

疾病的微生物基础

在廖内蒂医生的研究中，布基纳法索儿童体内的短链脂肪
酸水平是意大利儿童的两倍多，而且产生短链脂肪酸的细菌数量

要多得多。像普拉梭菌这样的细菌会分解纤维，产生短链脂肪酸，作为同类细菌的能量来源。这是一种依赖于大量消耗植物纤维的协同关系。布基纳法索儿童摄入的纤维量是意大利儿童的两倍，这也是他们体内短链脂肪酸水平如此之高的原因。在美国，成年人每天的纤维摄入量只有 10~15 克，大约是美国农业部推荐的女性摄入量（25 克）和男性摄入量（38 克）的 50%。低纤维摄入量与低水平的短链脂肪酸相关，也与肥胖、糖尿病和心脏病等疾病的高发病率相关。对你的微生物组来说，摄入纤维不足比摄入糖和脂肪过多更糟糕。某些膳食纤维基本上就是在喂养你体内的微生物，它们是恢复和维持微生物平衡的关键成分。这些食物会增加肠道有益菌的数量，而低纤维饮食则会产生相反的效果。

　　尽管两组儿童的短链脂肪酸和肠道细菌水平存在巨大差异，但在廖内蒂医生的研究中，两组儿童都没有生病。不过，西方饮食已经为意大利儿童的疾病和肥胖奠定了微生物基础，而非洲儿童的高纤维饮食已经创造了一种与消瘦和健康相关的保护性微生物组，使发生这些疾病的可能性大大降低。布基纳法索儿童的肥胖率不到 1%。在意大利，改变传统饮食方式使人们更胖、更容易生病：有 1/3 的意大利儿童超重或肥胖（比例甚至超过了美国），而且该国糖尿病、高血压、脑卒中和心脏病的发病率很高，这是"西方"低纤维饮食的典型特征。

　　拥有更健康的微生物组，并不意味着布基纳法索的儿童可以免受贫穷国家自给农业带来的危险。食物不足造成的营养不良是一个重大威胁，疟疾、结核病和霍乱是该地区的主要死亡原因。但是，高度的微生物多样性和大量的短链脂肪酸几乎保证了他们具有意大利儿童所没有的东西：在病毒感染暴发期间可以受到保护，避免导致许多人死亡的合并症，而且免疫系统做好了应对威胁的准备。疫情防控期间，重要的不是高效抗逆转录病毒治疗和重症监护，而是你自己的基本宿主防御，而这些防御依赖于你的肠道细菌的健康。如果你喂它们吃膨化类食品，它们就保护不了你。

我们应该吃什么？

为了支持抗病毒肠道，最好的饮食是能帮助你体内有益菌群茁壮成长的饮食。普拉梭菌是最重要的有益菌之一，也是肠道中短链脂肪酸的主要生产者。在健康成年人的肠道微生物组中，它占 5% 以上，是最常见的肠道细菌之一。高水平的普拉梭菌是平衡微生物组的典型特征，可以降低患严重病毒性疾病的风险，所以它是你希望培养的细菌。你可以通过吃洋葱、大蒜、芦笋、韭葱和其他富含菊糖（也称菊粉）这种膳食纤维的食物来实现这个目的。菊糖之类的食物被称为"益生元"，因为它们能滋养健康的肠道菌群，极大地提高你体内普拉梭菌和短链脂肪酸的水平，防止生态失调和抵御疾病。它们是真正意义上的药用食品，长期摄入可以保护你免受病毒性疾病的不良后果，没有任何补充剂、非处方药物、处方药物和高科技医药品混合物可以与之相比。

富含菊糖的食物

- 洋蓟
- 芦笋
- 香蕉
- 菊苣根
- 蒲公英根
- 大蒜
- 韭葱
- 洋葱

食补总是最好的选择

从商店买来的细菌和丁酸补充剂，甚至是健康人的移植粪便样本中的实际微生物组，都不能产生与高纤维饮食及其产生的数量自然增加的短链脂肪酸相同的效果。记住，尽管人们已经确定短链脂肪酸对肠道健康至关重要，但在肠道细菌发酵膳食纤维的过程中，可能还会产生数十种（即使没有数百种）其他有益化合物，不过具体有哪些尚不明确。如果你每天继续吃芝士汉堡，仅凭从苗条的素食朋友那里借来的一些普拉梭菌是无济于事的，但是问题不在于芝士汉堡，而在于缺乏足够的高纤维食物。

不确定的时候，多吃纤维

健康的饮食可以保护你远离慢性疾病和病毒，其中的关键在于你缺少什么。在发达国家，大多数人都缺少纤维——不是来自烘烤谷物燕麦棒、松糕、面包或早餐麦片的纤维，而是来自蔬菜、水果、豆类、全谷物、坚果和天然状态下的种子的未加工纤维。这种纤维被称为"不易消化的纤维"，因为它在你的肠道中不完全分解，为肠道细菌发酵和制造短链脂肪酸创造益生元食物。许多研究已经注意到，不易消化的纤维的摄入量与促炎标志物水平之间存在负相关关系，这证明你喂给肠道细菌的食物非常重要。在饮食中添加大量不易消化的植物纤维，真的是最有效的抗病毒策略之一。

纤维是一种非常特殊的成分，它可以通过增加普拉梭菌等细菌的数量来加强你的肠道屏障，因为这些细菌会产生大量的短链脂肪酸，然后引导你的免疫系统，把免疫应答设置在一个"恰到好处"的水平。我们无法破解这种协同作用的秘密，但可以通过每天的食物选择来强化它。在本书第三部分的抗病毒肠道计划中，我会为你指明方向，告诉你如何通过一些简单的措施，在大饱口福的同时，大量摄入不易消化的植物纤维。

到现在为止，你可能已经相信摄入大量不易消化的植物纤维是一个好主意，但有备无患，我还是要再提示你一下，让你知道如果没有足够的纤维，你的肠道细菌就会吞食肠道中的保护性黏液，破坏你最重要的身体屏障之一，而这道屏障的作用是防止致命病毒威胁你的内脏。在密歇根大学医学院最近的一项研究中，埃里克·马滕斯和同事用三种不同的饮食喂养小鼠：第一种是高纤维食物，第二种是无纤维食物，第三种是高纤维食物和无纤维食物交替的混合饮食。高纤维食物组小鼠有健康的保护性黏液层，而无纤维饮食组小鼠的黏液层显著变薄。间隔喂食高纤维食物也不足以保持肠道健康：这组小鼠的黏液层厚度约为每天被喂食高纤维食物的小鼠的1/2，这表明每隔一天食用高纤维食物仍然不足以对你进行保护。马滕斯和同事还发现，每天喂食高纤维食物的小鼠摄入的热量更少，比无纤维食物组的小鼠要瘦。这一结果也被多项针对人类的研究证实——这些研究表明，以植物性食物为主的饮食在保持健康体重方面具有优势。

后天养育是站在你这一边的

决定你命运的是你的生活方式（后天养育），而不是你的基因（先天条件），这个观点将在本书中反复出现。在我们力所能及的范围内做出的简单改变，会对我们患病的风险和完全康复的能力产生深远影响。这是一条非常重要的令人乐观的信息，尤其是现在这个时候，我们面临着当前和未来的病毒威胁。这种保护作用不是随机的，不是运气好坏决定的，而是可以预测和预防的。可以预测，是因为高水平的纤维等同于高水平的保护性微生物和代谢物；可以预防，是因为这些高水平指标意味着所患的病毒性疾病不那么严重（甚至根本不会发生）。

接下来，我们看看另一个重要的消化健康变量：你的肠黏膜。当它完好无缺时，它可以保护你；否则，它会使你更容易受到病毒的攻击。

无力的门卫：肠道渗漏

万病始于肠。

——希波克拉底

20 世纪 90 年代初，研究人员做了一系列实验，将通常存在于大鼠消化道中的细菌注入这些啮齿动物的结肠壁。结果引人注目，而且超出了所有人的预期——让细菌穿过薄如蝉翼的肠黏膜的简单操作不仅让肠道发生严重的炎症，还让大鼠的整个身体都产生了严重炎症。这些实验突出表明了肠上皮屏障将消化道内容物与身体其他部分分隔开的重要性，以及当它被不适当地破坏时会产生什么后果。

我们已经在一些严重病毒性疾病患者的肝脏、心脏、肾脏、膀胱和大脑中发现了感染的活检和尸检证据。同样是健康的人，为什么某些人的肠道及类似物理屏障会阻止病毒入侵，而另一些人的这些屏障却允许病毒自由通过（并产生严重后果）呢？是什么导致这些屏障被破坏？我们应该如何预防，以便真的感染病毒时能够控制和减少损害？

允许进入还是拒之门外

吃东西时，食物进入你的嘴里，最终的消化产物从你的流线型消化系统的另一端排出。但在这段旅程中，食物从未真正进入你的身体，而是一直在你的消化系统里——从嘴到肛门的一个中空管道里。肠道内容物必须通过肠黏膜被吸收，才能进入你的身体。肠黏膜是一层由单层上皮细胞组成的薄膜，也是进入身体的选择性屏障。这层薄膜非常重要，因为它是唯一能保护你不受外部世界潜在有害病毒、细菌和其他毒素伤害的东西。就像高级俱乐部里经验丰富的保镖把醉鬼和闹事的人挡在门外一样，你的肠黏膜要做出选择，让某些东西进入，将另外一些东西拒之门外。营养物质和其他必需化合物会进入体内，而来自细胞的废物则会被排到体外。

肠道内外发生的事情并不仅限于吸收和排泄，它还是一个关键的边界区：一侧是免疫系统在调节免疫应答，另一侧是数万亿微生物在指导免疫应答，帮助保持肠黏膜健康。两者之间的相互作用是你身体中最复杂的关系之一。当你的肠黏膜受损时，这种关系就会破裂，"醉酒滋事者"就会渗透到你的血液中，这种情况被称为肠道渗漏，会严重影响你的免疫系统和你抵御病毒的能力。

导致肠道渗漏的原因是什么？

饮食、细菌失衡、药物、压力和炎症是增加肠道渗透性和造成肠道渗漏的五大重要因素。你会发现，那些会破坏你的微生物组的东西（我们在前一章了解了这些东西）和那些被证明可以导致你的肠黏膜出问题的东西有很多是重合的。这并不奇怪，因为这两种情况经常共存。

具体来说：

- 饮食中含有的大量精制糖、加工食品、防腐剂和化学物质，与肠道渗漏有关。对一些人来说，经常食用麸质也是如此（麸质是一种存在于小麦、黑麦和大麦中的蛋白质，也叫谷蛋白）。过量饮酒也会损害肠黏膜

- 完好的肠黏膜需要肠道细菌达到平衡，因此有益菌和有害菌不平衡，即生态失调，包括可能破坏上皮屏障的微生物过度生长，是肠道渗透性增加的主要原因之一

- 众所周知，阿司匹林和非甾体抗炎药等药物会导致胃肠道溃疡。所谓溃疡，就是消化道内壁上出现小孔。改变肠道pH值的抗酸药、改变肠道环境的类固醇，以及杀死必需有益菌的抗生素，都与生态失调及肠道渗透性增加有关

- 压力（以及随之而来的炎症加剧）会引发致病菌的生长，使它们能更容易地穿过你的肠黏膜。慢性压力还会削弱你的免疫系统，影响你抵抗病原体入侵的能力，加重肠道渗漏的症状

- 胃肠道炎症，如溃疡性结肠炎、克罗恩病和乳糜泻，都与肠道渗漏有关。辐射和化疗也会导致消化道慢性炎症，从而导致肠黏膜损伤和肠道渗漏

肠道渗漏会导致什么结果？

你的免疫系统是一个由细胞和器官组成的复杂网络，它可以保护你免受细菌和其他有害物质侵害。这个网络的一项重要功能是区分身体的正常部位和外来入侵者。当肠黏膜发生渗漏时，渗漏物会被你的免疫系统识别为外来物，随后就会发生一系列事件，导致你身体的各个部位发生炎症，并导致各种各样的非特异性症状，包括腹胀、痛性痉挛（抽筋）、疲劳、食物过敏、潮红、关节痛、头痛、皮疹等——研究人员在 20 世纪 90 年代早期的肠道屏障实验中就注意到了这些全身效应。

除了刺激免疫应答，肠道渗漏还会影响身体对营养的吸收。肠道渗漏常常会导致营养吸收不良，这是由于小肠绒毛（小肠中负责吸收营养的手指状突起物）受损造成的。即使你的饮食相对健康，你的身体也会发生营养缺乏和营养不良。多种食物敏感是肠道渗漏的另一个标志，因为你的免疫系统会对从肠壁渗漏出来的未完全消化的蛋白质和脂肪颗粒做出应答。

尽管肠道渗漏会引起各种问题，但对它的诊断可能很具有挑战性。结肠癌、息肉、胆结石、肝炎和溃疡引起的胃肠道变化可以通过内窥镜、超声波或血液检查检测到，而肠道渗漏的诊断

则要微妙得多。虽然有一些肠道渗透性的商业检测手段，但所有这些手段都不是特别明确可靠。因此，主流医学界有相当一批人对肠道渗漏作为一种诊断结果的合理性持怀疑态度。不过，随着越来越多的证据表明这确实是一种真实且可识别的疾病，人们的看法正在改变。最近这次疫情促成了观念上的这种转变，因为现在有明确的证据表明，肠道渗漏会导致病毒感染转归更差。让我们仔细了解一下这个问题。

重要屏障被削弱会导致什么问题？

有高血压、糖尿病和肥胖症等基础疾病的人面临着更高的严重病毒感染风险，老年人也是如此，因为老年人最容易出现严重的并发症，可能会导致住院和死亡。众所周知，这两种因素（高龄和慢性疾病）都与肠道屏障功能改变、病原体更容易进入关键内脏器官有关。

韩国高丽大学人与微生物相互作用实验室的微生物学家金熙南（音译）分析了肠道健康和病毒性疾病预后的数据。他的研究结果证实，肠道渗漏等功能障碍会使病毒通过消化道进入血管、肝脏、肾脏和心脏，从而加剧感染的严重程度。其他研究人员还发现，在严重的病毒感染中，肠道上皮紧密连接处的渗透性急剧增加与肠道屏障功能的丧失一致。通常还会伴随连蛋白水平升高，这是肠道（和大脑）渗透性增加的已知标志物之一。

对于新冠病毒感染，我们有这种机制在起作用的具体证据：

在看到与新冠病毒感染相关的严重疾病早期报告之后，研究人员一直试图找出是什么导致了多系统炎症综合征（MIS）的炎症。这是一种针对病毒的免疫应答，涉及多个器官（包括胃肠道、心脏、肺、肾、脑和皮肤），儿童和成人都有可能出现这种情况。腹泻、呕吐和食欲缺乏等胃肠道症状在MIS患者中很常见，这并不奇怪，因为MIS患者的粪便中有病毒的RNA（核糖核酸）。但患有MIS的人还有其他表现：血液中有病毒抗原，而且连蛋白水平升高。这有力地表明，病毒正从肠道进入血液并引起MIS，而肠道渗透性增加会推动这一过程。最近取得的这些发现证实了始于几十年前的那项研究所证明的一个事实：肠上皮屏障在保护免受病原体侵害方面发挥着关键作用，破坏它可能会产生严重的后果。

修补肠道渗漏

如何防止肠道渗漏，避免出现病毒感染转归较差等所有潜在的后果？短链脂肪酸是我们的救星。短链脂肪酸，如丁酸、丙酸和乙酸，在维持肠道屏障完整性方面起着关键作用，所以普拉梭菌和其他产生短链脂肪酸的细菌数量减少是肠道渗漏的主要原因之一，也就不足为奇了。如果你体内这些必需细菌的水平很低，你的肠道渗透性可能就很高。这会让你更容易受到感染，因为病毒会透过渗漏的肠黏膜，进入你的内脏器官。

很多人担心会因为病毒性疾病而出现并发症，但又有多少人知道，一些非常简单的原因，比如没有摄入足够的纤维，或者是摄入过多的含糖加工食品，就会带来肠道渗漏和严重并发症的风险呢？只需每天吃一些沙拉，以及一些菊糖含量高的益生元食物（如莴苣、韭葱和大蒜），这些食物就可以喂养你的有益菌，进而帮助你增加普拉梭菌和短链脂肪酸的数量，收紧肠黏膜的保护性连接，并显著改善你感染病毒后的转归。事情其实就是这么简单。

除了慢性感染，还有急性感染

遗憾的是，并不是每个人都这样吃。莉萨是我的一个病人，小时候的她非常挑食，25 岁之前，她都以麦当劳的鸡块和薯条作为主食。30 岁出头时，她去墨西哥旅行，患上了严重的病毒性肠胃炎，在医院住了 5 天，静脉注射了两种强效抗生素（因为刚开始医生怀疑病情是由细菌引起的），并因为痛性痉挛和发烧而连续不断地服用了布洛芬。继续服用了两周广谱抗生素后，莉萨出院了，但出院几周后她开始腹泻和腹胀。初次发病两个月后，医生又给她开了两个疗程的抗生素，治疗耐药性尿路感染。然后，因为她的鼻窦感染一直没有好转，医生又给她开了另一种抗生素。她的腹泻加重了，还出现了阴道酵母菌感染。似乎这还不够，她又开始头痛和关节痛。在这种情况下，她来找我，问我是否知道有什么药物或补品可以让她回到当初那种相对健康的状态。

尽管莉萨在去墨西哥之前并没有服用很多抗生素，但她因为烧心，已经服用了几年的抗酸药，并且在很长一段时间里每天服用布洛芬。这两者都是增加肠道渗透性的主要风险因素。像胃肠炎这样的急性感染，无论是细菌、病毒还是寄生虫引起的，都会破坏你的微生物组。对莉萨来说，她后来大量使用抗生素很可能是触发她的肠黏膜急性损伤的事件。我们知道，肠道渗漏通常伴随着生态失调，这两者之间有很多重叠，因此很难在明确原因和具体症状之间画一条脉络清晰的直线。莉萨的腹泻、腹胀、酵母菌过度生长、关节疼痛、头痛和频繁感染，很可能是由于多年服用抗酸药和布洛芬对她的肠黏膜和微生物组造成了慢性损伤，而急性感染和大剂量抗生素又加剧了这些损伤。她不仅肠黏膜严重受损，还损失了大量的微生物。

　　我向莉萨解释说，让她好转的最重要措施不是服用更多的药物或补充剂，而是远离所有的药物（包括处方药和非处方药），因为它们会造成伤害。她停止服用抗生素、抗酸药和非甾体抗炎药，并对饮食进行了重大调整，包括大量食用高纤维和发酵食品（令人吃惊的是，她再也没有吃鸡块），同时服用谷氨酰胺补充剂。这种补充剂可能有帮助，也可能没有帮助，但没有害处，而且她对服用补充剂很感兴趣。几个月后，她的症状最终得到了缓解。

　　莉萨的经历凸显了一个事实：看似良性的风险因素，如抗酸药、非甾体抗炎药，以及未达最佳标准的饮食（她甚至根本没有意识到这些都是问题），在感染等急性事件发生后，会使你容易出现肠道渗漏；如果你后来接受了额外的抗生素治疗，肠道渗漏的可能性就会更大。幸运的是，莉萨完全康复了，但在我的胃肠病学行医实践中，有很多人在急性胃肠炎发作后被诊断出"感染后肠易激综合征"。由于肠道渗透性增加，他们的肠道永远不会恢复正常。

清除，替换，恢复

肠道渗漏没有灵丹妙药（要小心未经测试的补充剂"疗法"），但你肯定可以做一些事情来帮助治愈炎症，恢复肠黏膜的完整性。这些做法的重点是清除有害物质，用有益菌替换肠道中的细菌，并恢复受损的肠黏膜。我将解释这个抗病毒肠道计划涉及的具体步骤。

问题并不在于你暴露在病毒环境中，而是在于病毒进入你的体内并影响了器官的功能。你的肠黏膜是阻止病毒渗透的关键内部屏障之一，可以保护你免受各种各样致命的潜在全身效应影响。在下一章中，我们将探讨压力和睡眠不足等外部因素的影响，以及体重变化对病毒感染后的反应产生的深远影响。好消息是，这些都在你的控制范围内。一旦你更多地了解它们如何能极大地改变你面临的风险，你就会比以往任何时候都更有动力去拉上窗帘，做一点冥想，并考虑现在是否该做点什么，以便让你的生活进入最佳状态。

不堪重负的肠道：睡眠、压力和超重

医书上说，开怀大笑，睡个好觉，胜过灵丹妙药。

——爱尔兰谚语

直到最近，我们才开始接受一个事实：实际上，心理健康是整体健康的一部分，你大脑里发生的事情与你身体的其他部分密切相关，包括（尤其是）你的肠道和免疫系统。我们的文化以高生产率为荣，尽管通宵熬夜和晚睡早起对健康造成损害，但它们通常被视为"荣誉徽章"。虽然你不能仅仅通过观察来判断一个人是否有压力或睡眠不足，但你可以评估他是否超重或肥胖。我们往往会关注体重的外在表现，但我们更应该关注的是超重对我们身体功能的内在深远影响。如果你正在与体重做斗争，感到压力很大，或者需要多休息，你可能就会担心被划到身体虚弱的类别。但具有讽刺意味的是，密切关注这些因素实际上会让你更强大，尤其是在抵御病毒方面。让我们来探索一下睡眠、压力和体重对抗病毒能力的影响。

睡眠不足

神经科学家马修·沃克描述了一项关于睡眠减少的全球现实实验。每年，全世界有 70 个国家、16 亿人参与这项被称作夏令时（DST）的实验。医院报告说，每年春天，时钟被调快、我们每天少睡一个小时后，第二天心脏病发作的人数会增加 24%。当我们在秋天把时钟调回来、每天多睡一个小时后，第二天心脏病发作的人数就会下降 21%。由此可见，你的身体对睡眠有多敏感。事实上，生理机能的任何方面都不可避免地会受到睡眠剥夺的影响，睡眠不足实际上预示着短寿。但它是否也预示着对病毒的易感性增加呢？

睡觉时你在干什么？

睡觉的时候，看起来你什么也没做，但事实并非如此。在睡眠期间，你的大脑和身体会忙个不停，既要组织神经细胞、建立神经通路、调节激素，还要修复细胞、清除毒素。你在睡觉的时候实际上是在学习新技能，这也是你的大脑处理记忆、获得灵感并为你解决清醒时无法解决的问题的时候。因此，当你努力弄清楚一些事情时，"考虑一晚上"很有帮助（这本书中一些最精彩的内容就是在我睡觉的时候自动出现的）。

一些杰出运动员指出，睡眠是他们恢复精力的过程中重要的组成部分，对保持高水平的表现至关重要。安德斯·艾里克森在他研究"专业特长科学"的书《刻意练习》中指出，对世界级的小提琴手来说，睡眠是提高水平的第二大重要因素，仅次于练习本身。

睡不够会怎么样？

睡眠有助于你学习和苗壮成长，前提是你有足够的睡眠。婴幼儿需要大量的睡眠（理想情况下，睡眠的时间要远长于清醒的时间），他们才能处理和巩固每天学习的所有新知识。学龄儿童每天需要 9~11 个小时的睡眠，青少年应该每天睡 8~10 个小时，成年人需要 7~9 个小时的睡眠。美国疾病控制与预防中心表示，成年人每晚至少应保证 7 个小时的睡眠，但实际上只有 2/3 的美国人做到了这一点。

睡眠不足除了会对认知和全身各个系统产生影响外，还会急剧增加你感染病毒的风险。我们说的这个风险到底有多大？发表在《英国医学杂志》上的一项研究发现，经常睡眠不足的人感染病毒的风险要高出 88%。研究人员指出，夜间睡眠时间每增加 1 个小时，感染的概率就会降低 12%。这是因为睡眠剥夺会引发炎症物质的释放，导致免疫系统发生变化，增加对疾病的易感性。接下来，我们看看这种情况是如何发生的、为什么会发生。

睡眠剥夺和生病

你可能已经注意到，疲惫不堪、睡眠不足时，更容易患流感或感冒。这并非巧合。如果得不到所需的睡眠，你的免疫系统就会像过热的电脑一样，容易发生故障。睡眠真的会重启你的免疫系统，这是免疫系统正常工作的必要条件。当你睡觉时，你的免疫系统正忙于产生抗感染的抗体和细胞因子，帮助你免受病毒的入侵。在这方面，我们有真实的科学证据。2019 年的一项研究表明，每晚睡 8 个小时的人的 T 细胞水平高于睡眠时间更少的人。因此，睡眠不足会导致抵御病毒入侵的能力下降，感染后更难恢复。

这种风险不仅仅是理论上的。发表在《睡眠》杂志上的一项研究发现，每晚睡眠时间少于 6 个小时的人比睡至少 7 个小时的人患感冒的可能性高 4 倍，而每晚睡眠少于 5 个小时（或断断续续地睡眠）的人患肺炎的风险更高。临床研究表明，在接种了鼻病毒疫苗的健康成年人中，睡眠不好的人更容易感冒，而且感冒后会表现出更多的症状。

这种与睡眠不足有关的免疫缺陷状态令人吃惊，只要一个晚上睡眠不好很快就会出现。晚上睡眠不足 4 个小时会导致第二天关键免疫细胞数量减少 70%。不可否认，如果你想保持健康，避免感染病毒，良好的睡眠是绝对必要的。

长期睡眠剥夺的信号和表现

- 白天困倦引起的事故
- 焦虑
- 生育能力降低
- 抑郁情绪
- 高血压
- 糖尿病风险增加

- 心脏病风险增加

- 感染风险增加

- 易怒

- 性欲低下

- 记忆力出问题

- 平衡能力较差

- 预期寿命缩短

- 思考困难、注意力不集中

- 免疫力下降

- 体重增加

睡眠和疫苗

研究表明，睡眠可以增强固有免疫应答和适应性免疫应答，包括对疫苗的应答。2020年发表在《国际行为医学杂志》上的一项研究发现，接种流感疫苗时，与接种前两天晚上睡眠不足的人相比，前两天睡眠充足的人的接种效果更好；与睡眠有规律的人相比，部分睡眠减少的人对疫苗的免疫应答可能会减弱50%还多。接种甲型肝炎和乙型肝炎疫苗的情况也是如此。根据美国睡眠医学学会的说法，在接种新冠病毒疫苗的前后能否获得良好的睡眠，可能关乎你的免疫应答能否真正起到保护作用。

肠道与睡眠的关系

睡眠会深刻影响你的免疫系统，而你体内的微生物又会通过调节激素，以及通过与大脑的双向交流（肠-脑轴），从这两个方面影响你的睡眠。因此，良好的睡眠、健康的微生物组和有效的免疫应答都是相互关联的。接下来，我们通过观察肠道细菌与关键睡眠激素产生过程之间的密切关系来探索这种联系。

血清素有时被称为"感觉良好"激素，因为它对情绪、健康感和舒适感有稳定作用。血清素还是睡眠激素褪黑素的前体，90%的血清素是由肠道细菌利用色氨酸合成的。受损或不健康的微生物组会影响血清素的产生，进而影响褪黑素的产生。正如你将看到的，褪黑素对入睡至关重要。

到底有多重要呢？你的身体调节睡眠-觉醒周期的内部自然过程（昼夜节律）要依赖褪黑素完成它的工作。随着天色变暗，你的眼睛感觉到光线减弱，就会通过视神经向大脑发送夜晚即将来临的信息。作为回应，你的大脑会增加褪黑素的分泌，让你昏昏欲睡。黑暗（及其诱导的褪黑素）对入睡如此重要，就是这个原因。早晨的情况正好相反：随着光线增强，褪黑素的分泌减少，你就会醒来。肠道细菌在血清素产生过程中发生变化，将你体内的微生物组与睡眠联系起来：肠道微生物多样性低，就会导致血清素和褪黑素的分泌减少，睡眠质量变差。这又会导致对病毒性疾病的易感性增加，因为睡眠质量差会影响你的免疫系统。肠道微生物的多样性和丰富性，与血清素和褪黑素产量高、睡眠质量高，以及免疫应答正常有关。

　　除了这些重要的激素信号，肠道和大脑之间还有其他的交流通道，一些关键信号就沿着这些通道来回传递。这两个系统之间的双向对话会影响你的应激反应、情绪、食欲和睡眠模式。这两个器官之间的交流在很大程度上受到肠道细菌健康状况的影响。不平衡或生态失调的微生物组会产生变异的代谢物，其中一些会引发大脑炎症。这些"神经炎性"产物可以从肠道转移到大脑，扰乱维持健康睡眠所需的化学信号。这些肠道代谢产物对睡眠的负面影响会增加你感染病毒的风险。当然，反过来也是正确的：健康的微生物组会导致健康的肠道–大脑交流通道，从而促进而不是破坏你的睡眠，确保你的免疫系统被重新启动并做好战斗准备。

睡眠干预

　　如果你一直在寻找能帮助你提高生活质量、改善外表和感觉，并极大地增强抗病毒能力的秘方，你只需平躺，然后闭上眼睛，就能找到它。无论你是想优化你的免疫系统、预防感染、增强你对抗病毒疫苗的应答，还是想缓解"脑雾"和大脑疲劳等病毒后症状，睡眠都是你工具箱中不可少的工具。因为微生物组的健康状况会影响你的血清素水平，而血清素水平又会影响你的褪黑素分泌和你晚上睡个好觉的可能性，所以良好的肠道预示着良好的睡眠。

就像睡眠紊乱会影响健康和幸福的方方面面一样，恢复睡眠也会让你的生活变得更美好，而且短短4天的良好睡眠卫生就能实现这个目标。想象一下，在一夜的安稳休息后，早上睁开眼睛时会有什么感觉——你会觉得神清气爽、精力充沛、乐观向上。你会心情更加愉快，认知能力更强，记忆力更好，身体在行动中更加自如，从头到脚、全身上下所有器官的状况都得到了改善。而且你知道自身的病毒对抗机制已经得到了充分休息，做好了防护准备。我将带你了解所有不同的睡眠恢复方法，包括抗病毒肠道计划中的睡前仪式、睡眠环境、饮食、身心锻炼、补充剂和药物。

因为睡不着觉而感到压力大？

如果每晚睡眠时间少于7个小时，就会进入一种或战或逃反应的状态，应激激素分泌增加，同时还会释放肾上腺素。具有讽刺意味的是，我们因担心失眠或生病而感受到的压力越大，所担心的事就越有可能发生。这是为什么？因为压力不仅存在于你的大脑中，也存在于你的身体中。

应激测试

蛇会给我带来很大的压力。如果现在有一条蛇溜进房间，我会感到呼吸急促、心率加快、血压升高、浑身汗湿。然后，我会冲出房间，全身起鸡皮疙瘩。（有一次，我在一间仓库里使用洗手间时抬头看到橡子上有一条黄色大蛇正盯着我。只要一想到这次经历，我的心率就会加快。）你的情绪会使你的身体产生各种反应。

急性压力与慢性压力

尽管压力会导致身体、行为和情绪上的变化，但并不是所有的压力都是坏事。实际上，短时间内爆发的急性压力可以让你的身体具备适应性优势，在很多时候可以让你远离危险（比如：避开蛇！），这与慢性压力的影响截然不同。令人意想不到的是，慢性压力反而会削弱你的免疫系统，使你处于危险之中。在急性压力下，你的肾上腺会大量分泌应激激素——皮质醇，以及"或战或逃"激素——肾上腺素和去甲肾上腺素，让你保持警觉，做好随时行动的准备。这些激素可以帮助你快速获得能量，以便应对面前的压力源。在急性压力时期，固有免疫系统中的免疫细胞会被激活，加强对传染性病原体的巡查，所以急性压力带来的活跃、清醒、警觉、热情的感受可以帮助你躲避病毒，使你占有生存优势。

但是，一旦威胁或危险过去，你的放松反应会让你回到正常的安静状态。遗憾的是，应对现代生活（更不用说流行病了）让我们很多人始终保持兴奋，处于一种长期的或战或逃反应状态，这对我们不利，实际上会让我们更加脆弱。在慢性压力下，你的身体会产生持续的急性应激反应，这会导致一些变化，使血压升高，动脉和心脏受损，清晰思考的能力受到影响，甲状腺功能减退，骨密度降低，血糖升高，还会引起多个器官的炎症，导致与代谢综合征相关的腹部脂肪积累（代谢综合征是指一系列会增加心脏病、脑卒中、糖尿病风险的疾病）和更高的死亡概率。想一想，长时间地高速奔跑，而不是保持中等速度，随着时间推移，会对你的身体造成什么影响。

　　熟悉慢性压力的各种表现非常重要，这样你就可以在它发生的时候意识到这一问题，并采取措施去努力改善。现在这尤其重要，因为病毒大流行的威胁可能会成为我们日常生活的一部分（日常生活本身就会导致压力），而且压力太大会增加你的感染风险。

慢性压力的信号和表现

身体表现

- 肌肉僵硬或紧张，尤其是颈部或肩部的肌肉
- 头痛
- 颤抖
- 性欲丧失
- 体重增加或减少
- 焦躁不安
- 身体不适
- 呼吸型式改变

行为表现

- 拖延

- 磨牙

- 难以胜任工作

- 酒精或食物摄入量发生变化

- 睡眠过多或过少

情绪表现

- 哭泣

- 强烈的紧张或压迫感

- 难以放松

- 焦虑

- 脾气暴躁

- 抑郁

- 注意力不集中

- 记忆困难

- 丧失幽默感

压力大和生病

　　早在这次病毒大流行之前，就有大量证据表明压力与病毒易感性增加有关。卡内基梅隆大学的一项经典研究表明，人们患普通感冒的风险与其生活中的压力成正比。随后的一项研究表明，由于失业或人际关系问题等生活事件而在至少一个月内处于慢性压力之下的人，比那些压力持续时间较短的人更有可能患普通感冒。在一项发表于《美国国家科学院院刊》上的研究中，

276 名健康成年人接触了一种导致感冒的病毒，然后在隔离状态下接受了为期 5 天的监测。那些表示自己处于慢性压力下的人感冒的可能性是其他人的两倍，而且更有可能产生引发炎症的细胞因子。发表在《内科学年鉴》上的一项研究调查了 50 岁及以上的成年人，发现那些每天进行锻炼或正念冥想等减压活动的人比对照组的人更不容易患上呼吸道感染，而且即使他们真的生病了，缺勤的天数也更少。

慢性压力不仅会增加你对新病毒的易感性，还会让你体内原有病毒更容易再次激活或开始发展。有些病毒永远不会从你体内完全清除，而是进入一种不活跃的潜伏状态。人体内常见的例子有引起口腔和生殖器疱疹的单纯疱疹病毒、会导致水痘和带状疱疹的水痘带状疱疹病毒，以及与单核细胞增多症有关的 EB 病毒（人类疱疹病毒 4 型）。如果你感染了这些病毒，那么当压力导致你的免疫系统被抑制，使它无法保护你时，病毒就会重新激活并开始繁殖，接管身体，杀死细胞，引起唇疱疹和生殖器溃疡等症状的暴发，以及令人疼痛难忍的带状疱疹病变，或者导致单核细胞增多症复发，让你卧床不起。压力甚至会导致 HIV 感染者更快地发展为艾滋病。北卡罗来纳大学教堂山分校的一项研究发现，如果男性 HIV 感染者在生活中承受慢性压力，他们发展成艾滋病患者的速度会更快，而且每多一次压力事件，艾滋病发展的风险就会翻倍。

人们相信压力和病毒感染风险之间存在某种联系。这并不仅仅是理论上的一种担忧，而是真实的、合理的、令人信服的，它解释了为什么你在感受到压力时更容易生病、更难恢复。在我的医疗实践中，我每天都能看到这样的例子。人们紧张不安，担心生病，寻求关于最理想的益生菌或服用何种补充剂的建议。当我告诉他们应激状态是使他们面临危险的主要原因时，他们都惊讶不已。他们真正需要的不是益生菌或补充剂，而是学会如何放松和减少压力。就拿我的病人乔来说，他是一位律师，每次生比较严重的疾病时，他就会暴发严重的疱疹。他会服用抗病毒药物阿昔洛韦，虽然这有助于缩短疱疹发作时间，但会让他感到恶心和胃痛，而且不能预防未来的发作。最终，定期冥想练习帮助他打破了恶性循环，几年来他再也不需要抗病毒处方了。（我们将在第 10 章继续讨论减压策略。）

在几乎所有研究病毒相关健康结果（包括新冠病毒感染预后）的研究中，慢性压力都被认为是转归不佳的一个重要风险因素。这也是一个需要加以注意的重要因素，因为与年龄或心血管状况等其他风险因素不同，慢性压力本质上是可以改变的。但慢性压力到底是如何让你更容易生病的呢？持续分泌应激激素会削弱你的适应性免疫系统，抑制白细胞，使你产生抗体的能力下降，因此你将更容易感染。慢性压力还会导致促炎性细胞因子的释放，发生病毒感染时，这可能会导致潜在的致命性细胞因子风暴。

和肠道有什么关系？

正如第 1 章所述，你的大部分免疫系统位于你的胃肠道；正如我们刚刚了解到的，压力会对你的免疫应答产生毁灭性的影响。但是，压力和你的肠道之间有着更直接的关系。在一件大事发生之前，或者在根据直觉①做出艰难决定之前，你很可能感到非常紧张。你肠道里的那些会紧张的"神经"是真实存在的——你的肠道里真的有第二个神经系统，叫作肠神经系统，它的神经细胞数量大约是脊髓中神经细胞的 7 倍。因此，直觉在应激反应中发挥着重要作用，并不令人感到奇怪。与此同时，压力可能对肠道内的情况迅速产生显著影响，包括哪些肠道微生物会茁壮成长，哪些会死亡。

压力不仅对你有害，对你的肠道细菌也有害。高水平的压力会影响消化道黏液的产量，从而改变肠道中细菌的组成、多样性和数量。压力不仅会减少菌种的多样性，还会导致潜在有害菌的数量增加，使你更容易受到感染。

儿茶酚胺是一种神经递质激素，帮助你的身体对压力做出反应，为或战或逃反应做准备。你的肾上腺对压力做出反应时，会产生大量儿茶酚胺，包括肾上腺素、去甲肾上腺素和多巴胺。不到 24 个小时的时间，这些儿茶酚胺就会使有害肠道细菌的浓度增加 1 万倍，并增强它们的传染性。致病菌增多会排挤有益菌，导致生态失调，增加感染病毒的风险。在一项研究学业压力对大学生影响的著名实验中，研究人员测量了有益的乳酸菌水平，发现在考试等高压力时间段内，有益的乳酸菌水平要低得多；而当大学生压力较小的时候，有益的乳酸菌水平要高得多，

① 英文中的"直觉"（gut instinct）与"肠道"（gut）有关，直译就是"肠道的本能反应"。——编者注

这证实了压力和肠道菌群活动之间的联系。

压力影响消化道、增加你对病毒易感性的另一种方式是通过它对肠黏膜的影响实现的。正如我们已经讨论过的，肠黏膜是阻止病毒进入身体的最重要的物理屏障之一，压力有可能通过增加肠黏膜渗透性来破坏其屏障功能，使病毒更容易渗透并感染你的其他器官。

习得性反应

你可能无法改变生活或工作环境中的压力，但你可以学会改变你对它的反应，而改变应激反应可以显著提高抵御病毒的能力。因担心生病而承受巨大压力的人生病的频率往往更高，考虑到压力对免疫系统的影响，这一现象并不令人感到奇怪。

格洛丽亚是我的一个病人，我第一次见到她时，她还在上中学。后来她以优异的成绩从大学毕业，获得了生物化学学位。暑假期间，她一直在做基础科学研究。她还在一位医生的办公室里做全职工作，同时完成医学院申请。对格洛丽亚来说，2021年充满了挑战。除了感染新冠病毒，她还遭受了两次病毒性肠胃炎和流感的折磨。一切都是从她准备医学院入学考试时开始的，随着医学院申请截止日期和面试季临近，她的健康状况急转直下。诚然，她在医生办公室的工作意味着她的身边有大量致病菌，但暴露只是其中一个原因。

格洛丽亚是一个执着的完美主义者，处理每一项任务时都兢兢业业，这让她在学术道路上走得更远。她是雇主梦寐以求的那种团队成员，但这是有代价的。格洛丽亚一直遭受肠胃不适困扰，在她十几岁时被诊断为肠易激综合征。

格洛丽亚第二次肠胃炎发作后，经过我努力说服，她终于承认必须放弃一些东西。她同意结束她的研究项目，减少在医生办公室的时间。意料之中的是，她的免疫力提高了，也摆脱了频繁感染病毒的恶性循环。尽管她的感觉变好了，但她想知道是否有什么东西可以用来抵御未来医学院生活中可以预期的压力。但是，纪念医疗保健系统的整合医学主任阿什温·梅赫塔博士说："压力存在于思想之中。因此，要应对过度压力，我们必须使用，也只能使用一些基于正念的手段。"

减压干预

睡眠不足和压力太大似乎是相辅相成的，但好消息是，解决一个问题的方法往往也会改善另一个问题。2021 年一篇关于应激神经生物学的文章证实，放松技巧、行为疗法等减少压力的心理社会干预（也有助于睡眠）可以在新冠肺炎疫情防控期间和之后优化针对病毒感染的神经内分泌免疫应答。在抗病毒肠道计划中，我将带你了解一些减压的重要原则，并就如何控制和利用你的放松反应以对抗病毒这个问题，为你指明方向。

关注体重

我想深入探讨一个可能会让一些人不舒服的话题，那就是体重。在目前这个时期，深入思考超重或肥胖无关乎美学和身材攻击，只是探讨在病毒威胁下的生存问题。病毒威胁可能会伴随我们很长一段时间，而超重可能是致命的。

体重超重的危险

自 100 多年前的 1918 年流感大流行以来，我们已经知道肥胖与病毒感染的预后较差有关。1957 年的"亚洲流感"和 1968 年的"香港流感"证实，即使未患其他慢性病，体重超重也会导致死亡率更高和病程更长。2009 年甲型 H1N1 流感暴发时，肥胖者的病情更加严重，住院和死亡的可能性也更大。

自新冠病毒大流行开始以来，有多项研究报告称，病情最严重的新冠肺炎患者中有许多都是肥胖者，而且绝大多数（78%）因新冠肺炎住院的美国患者都超重或肥胖。（美国疾病控制与预防中心将超重定义为体重指数在 25~29.9 kg/m^2，将肥胖定义为体重指数在 30 kg/m^2 或以上。）《肥胖评论》上发表了一项针对近 50 万名患者的大型分析，显示感染病毒的肥胖患者住院的概率比体重正常的人高 113%，住进重症监护室的概率高 74%，死亡的概率高 48%。其他研究表明，肥胖会导致你因为新冠病毒感染而住院的概率增加两倍，同时它还是导致 65 岁以下人群死于新冠肺炎的头号风险因素。

为什么超重会让你有如此高的病毒性疾病并发症的风险呢？答案包含解剖学、生理、免疫和社会等诸多因素。肥胖的机制会导致肺容量减少，空气流动受限，还会导致血液更黏稠、更容易凝块，而这两者都会导致病毒性疾病的并发症。由于脂肪组织中有大量病毒受体，加上脂肪浸润免疫器官导致免疫细胞减少，因此超重或肥胖的人感染病毒时更容易致命。此外，由于慢性轻度炎症和免疫细胞功能较差，超重还会进一步导致免疫功能受损。但是，体重和病毒并发症之间最容易造成悲剧的联系，可能是肥胖者往往羞于启口而导致回避或不及时就医的问题。

共同的问题

美国有 2/3 的成年人超重或肥胖，与此同时，病毒感染的威胁也在不断增加。传染病是导致死亡的一个主要原因，占全世界每年数百万人这个死亡人数的 1/4~1/3。自 1973 年以来，人类至少发现了 30 种以前未知的病毒，包括 HIV、埃博拉病毒、丙型肝炎病毒、尼帕病毒和新冠病毒，这些病毒目前都没有有效的治疗手段。

这对个人来说是一个问题，因为超重会增加病毒感染和并发症的风险。但这也是整个社会的一个问题，因为人口中有大量的肥胖人群，可能会通过两种主要机制导致病毒大流行的总体死亡率增加：其一，病毒脱落期更长；其二，出现更致命毒株的可能性更大。

肥胖者的流感病毒脱落期比消瘦者长 42%，包括新冠病毒在内的其他病毒也是如此。肥胖者的微环境产生抗病毒干扰素的能力降低而且滞后。滞后会导致更多的病毒 RNA 被复制，因此发展出新的更致命毒株的可能性更大。肥胖是我们所有人都要面对的公共健康危机，无论体重如何，我们都应该考虑如何帮助那些与肥胖做斗争的人。病毒大流行突出表明了集体健康和免疫的重要性。当我们帮助邻居提高病毒抵抗力时，我们自身也会更安全。

为了进一步了解为什么肥胖会让你面临如此高的病毒感染风险，我们需要探索肥胖和微生物组之间的关系，以及这种关系如何影响免疫系统保护你免受病毒感染的能力。

扰乱

就大多数健康人群而言，各种肠道细菌所占的比例都是可预测的。但是，肥胖者的这些比例大不相同，我们发现他们的肠道细菌物种多样性和丰富度都比较低。仅仅通过观察一个人的肠道细菌，我们就能以 90% 的准确率确定他是瘦还是胖。我们还能通过检测肠道细菌，准确预测 6 个月大的婴儿的肥胖发展趋势。

肥胖小鼠（和人类）体内的微生物更善于从同样的食物中提取更多的热量。它们有很多方法可以做到这一点：它们可以减缓食物在消化道中的转运，从而吸收更多的热量；它们可以影响胰岛素等激素的分泌，使更多热量以脂肪形式储存，而不是作为能量使用；它们还可以增加或减少自己在修复组织或完成其他任务时消耗的热量。如果体内的肠道细菌能更有效地分解食物，人就会吸收更多的热量，最终增加更多的体重，而那些不擅长摄取热量的细菌则会导致消瘦。

当我们将肥胖小鼠体内的微生物移植到消瘦的无菌小鼠体

内时，即使消瘦小鼠的饮食或锻炼方案没有任何改变，它们的体重和脂肪沉积也会增加。同样的实验也可以在人类身上进行。圣路易斯华盛顿大学的研究人员从同卵双胞胎（一胖一瘦）身上提取肠道细菌，并将它们移植到无菌小鼠体内。几周内，接受双胞胎中肥胖那个的肠道微生物的小鼠就变胖了，而接受消瘦那个的肠道微生物的小鼠则保持着苗条体形，这证明了可能我们体内的微生物（而非基因）才是导致体重变化的主要原因。

研究人员发现一类属克里斯滕森菌科的细菌与消瘦有关。尽管人体微生物组中只有不到10%是由基因决定的，但克里斯滕森菌科细菌的分布似乎是可遗传的。你认识的人中可能就有来自"消瘦"家族的，无论他们怎么吃，所有家族成员都瘦得像麻秆一样。但是，遗传性消瘦是一个罕见的例外。对绝大多数人来说，我们的体重是由我们所吃的食物和通过我们的饮食培养的肠道细菌决定的。

正如我们在廖内蒂博士对意大利和布基纳法索儿童的研究中所看到的，高脂肪、低纤维饮食会增加与肥胖和炎症相关的微生物的丰度，而高膳食纤维摄入会增加与消瘦相关的微生物，还能培养出更丰富、更多样化的微生物组。所有这些观察结果都表明，肥胖在很大程度上是一种生态失衡，微生物组发生的变化与慢性炎症有关。对严重超重或肥胖的人来说，病毒感染意味着在发生慢性炎症的同时还会发生急性炎症。正如我们所看到的，这可能是一个致命组合。但是当感染病毒时，这些与肥胖相关的微生物组变化究竟是如何导致更糟糕的结果的呢？两者之间的联系就是你的免疫系统。

损害

肥胖会扰乱你的免疫应答，从而增加病毒感染的发病率和死亡率，就连没有合并症的健康肥胖受试者也是如此——这些受试者仍然会发生更严重的疾病和并发症，如继发性细菌感染和血凝块。肥胖人群体内有几种更高浓度的促炎性细胞因子，它们主要是在脂肪组织中产生的，会导致免疫应答失调，还会导致更多的细胞因子风暴及其他的严重炎症和器官损伤。不幸的是，免疫应答受损也意味着疫苗在肥胖人群中的效力降低，这除了增加感染风险，还可能促使抗疫苗变种的出现。

与超重相关的并发症

- 关节炎
- 背部和/或关节疼痛
- 抑郁
- 糖尿病
- 失眠
- 多汗
- 疲劳
- 胃食管反流病
- 心脏病
- 热耐受不良

- 高血压

- 感染

- 呼吸急促（呼吸困难）

- 睡眠呼吸暂停

　　肥胖是一种复杂的疾病，有很多致病因素。社区布局、是否便于获取健康实惠的饮食、休闲经济以及安全方便的体育活动场所，都对体重有着深远的影响。肥胖方面的种族和民族差异突出表明，必须解决贫困、教育和住房等决定健康状况的社会不公。这需要在政策和系统层面采取行动，以确保肥胖的预防和管理工作尽早开始，确保每个人都能获得良好的营养和安全的体育活动场所。随着我们面临的病毒威胁越来越多，这些政策变化对个人和集体健康来说都是必要的。

体重干预

　　对于与自己的体重做斗争并担心自己易感染病毒的人来说，也不全是坏消息。经常运动的肥胖者，即使体重没有大幅下降，感染病毒后导致并发症和死亡的风险也有可能降低。一些研究表明，定期的体育锻炼在病毒感染期间有助于平衡细胞因子的产生，并会增强阻止病毒入侵的能力。事实上，要增强免疫力，最有效的非药物干预就是体育锻炼。要充分发挥体育锻炼的效果，不是必须报名参加马拉松比赛。每周有超过一半的天数进行30~60分钟的适度有氧运动（快走、骑自行车、游泳、慢跑等）

就会有显著的抗炎效果，可以改善肥胖者的激素环境，增强免疫
应答。

影响深远的小变化

长期以来，人们都认为超重或肥胖的人只要体重减轻 10%，
就能改善心脏健康，降低糖尿病和癌症的风险，但 10 多年前澳
大利亚的研究人员发现，这还能使促炎性循环的免疫细胞恢复到
消瘦者的水平。真是一个好消息！在本书的第三部分中可以找到
关于如何完成这一切的全面计划和详细说明。

养成良好的睡眠卫生习惯、管理压力、保持健康的体重，
这些策略都能直接影响肠道保护你免受病毒感染的能力。即使是
微小的改进，也会对你的抗病毒能力产生巨大的影响。

在下一章中，我们将越过病毒性疾病的急性阶段，进入病
毒后综合征领域——在新冠病毒感染时期，很多人将其称为长期
综合征。但是，病毒后症状不仅仅是新冠病毒感染者要面对的问
题，许多其他病毒，包括引发肝炎、疱疹、水痘和单核细胞增多
症的病毒，在急性疾病消失后很长一段时间内都有可能引起慢性
症状。我们必须了解是什么让我们面临病毒后综合征的风险，以
及它们产生的原因所涉及的机制。掌握了这些知识，在不幸感染
后，可以确保你的症状尽可能短暂，还能保证你可以迅速又彻底
地恢复。剧透：拥有健康的肠道是有帮助的。

长新冠：我为什么还没康复？

> 大多数急性感染病人在恢复健康之前，预计会经历一段时间不定的恢复期。少数不幸的病人刚从急性疾病的症状中恢复过来，就又患上了一种新的疾病——感染后综合征。
>
> ——芭芭拉·A.班尼斯特，
> 英国皇家自由医院传染病学教授

我的老朋友莉萨在新冠肺炎疫情暴发的一年后打电话给我，告诉我她感染了新冠病毒。她有感冒的症状，轻微咳嗽，嗅觉丧失，没有胃口，而且感到很疲倦。几周后，当我再次询问她的状况时，她仍然不舒服，但鼻子堵塞没那么厉害了，嗅觉也恢复了。虽然刚开始时体重掉了大约8磅①，但后来已经趋于稳定。然而，她又开始掉头发了。每次洗头或者梳头时，她都会注意到浴室排水管里或梳子上有一团团头发。距她初次感染一两个

---

① 1磅≈0.45千克。——编者注

月后，我见到了她。她的头发明显稀薄了，我估计她失去了大约25%的头发。

除了脱发，莉萨整个人看起来也不一样了。她变瘦了，而且看起来身体不太好，皮肤呈灰白色，行动也比平时慢得多。她很像我的一些慢性自身免疫病发作的病人，比如克罗恩病和溃疡性结肠炎病患。她的运动耐力也急剧下降，动作迟缓，有可能是因为几个月来缺乏锻炼导致身材走样。她呼吸短促，这不仅仅表示她健康状况不佳。她是一个狂热的跑步爱好者，几年前我们曾一起跑过马拉松，但现在当她出去散步时，简单说几句话她都需要停下来喘口气。

此外，莉萨的全身起了一种奇怪的疹子。医生建议她服用抗组胺药来治疗皮疹，但这些药让她感到疲倦和昏昏欲睡，所以她只在晚上服用。虽然皮疹很麻烦，但她的其他一些症状终于开始好转：她的头发不再脱落，身体看起来明显好转，脸色变好了，体重也恢复正常，看上去不那么虚弱了。即使是大踏步地走路，她也不会有任何不适感，于是她又开始跑步了。但是，在以较慢的速度跑了 1/2 英里①后，她必须停下来休息。身材恢复进展缓慢，让她感到沮丧。感染新冠病毒半年后，她每次跑步仍然不能超过 1 英里。现在，她要用 12 分钟才能跑完 1 英里（包括跑完 1/2 英里时的短暂休息），而不是通常的 9 分钟。

她做了全面的心肺评估，包括心脏应激测试和超声检查，

---

① 1 英里 ≈ 1.6 千米。——编者注

胸部CT（计算机断层扫描）检查和肺功能测试，所有检查都没有发现问题。正常的测试结果非但没有让她安心，反倒使她更加沮丧。如果所有的测试都是正常的，为什么她感觉不正常呢？

我推荐莉萨重新使用治疗急性感染的激励式肺量计（一种简单的手持设备，可以帮助你更充分地深呼吸），这使她提高了运动耐力。当时，她每天用它做几组深呼吸，每组10次，以保持支气管扩张，防止在感染新冠病毒之后再患上细菌性肺炎。如果长时间平躺，不做深呼吸，就有可能患上这种肺炎。我让莉萨把她使用肺量计的频率提高到每天4组，每组20次深呼吸，分别在饭前和睡觉前完成，这样她更容易记住。莉萨开始慢慢增加她的跑步距离，尽管在我写这本书的时候，她仍然没有恢复到新冠疫情前的正常跑步水平，但她完成的距离和跑步速度都在持续提升。

在初次感染6个月后，莉萨仍然受到皮疹的困扰。她注意到高温或潮湿环境似乎会导致皮疹暴发，压力也有同样的影响。莉萨身居要职，很多董事会都有她的席位，所以她有很多时间紧迫的会议、电话和需要在最后期限前完成的工作。我建议她在开始所有重要的电话或会议之前专注地做几分钟的深呼吸（更多细节请参阅第10章介绍的抗病毒肠道计划），以确保心情轻松愉快。这一举措让她的病情得到了足够的控制，因此她将服用抗组胺药的频率降低到每月几次，而不是每晚一次。

医生安排莉萨接受了实验室检测，发现她的抗核抗体（ANA）测试结果呈阳性——这种血液测试可以检查出自身免疫病，提示你的身体可能正在攻击自己的组织。莉萨在感染新冠病毒之前不知道她的ANA状态是什么，她之前并没有做过相关检查。她的检测结果尽管呈阳性，但是处于一个较低的水平，与我们在大约1/4的健康人群中看到的情况一致。医生建议她在一年后再做一次跟踪检查，看看检测结果是否上升或有任何变化。根据ANA等血液测试的阳性结果，我们看到越来越多的证据表明新冠病毒感染会引发自身免疫。虽然有一些长期综合征患者有自身免疫病史，但大多数人并没有相关问题。目前有一个热门的科研领域，那就是探究血液检测提示自身免疫的新冠病毒感染长期综合征（下称"长新冠"）患者是否可能对用于治疗狼疮等自身免疫病的药物有反应。希望这些研究涉及改变饮食、减轻压力等补充疗法。我们已经看到，这些疗法对改善其中一些症状非常有效。

事实上，我们真的不知道标志着自身免疫的这些检测结果意味着什么。虽然我们确实看到患有某些疾病时检测结果的数值很高，但我们也看到有些患相同疾病的人的检测值完全正常，而一些健康的人的检测值反而很高，没有人能解释背后的原因。没有明确的证据表明遗传因素易导致长新冠，但基础病加剧，包括可能受遗传影响的某些自身免疫病加剧，是许多长新冠患者身上反复出现的一个现象。因此，要在这次和未来的大流行期间保持健康，你要做的很大一部分工作是确保你的基本健康状况尽可能良好，包括调节营养状况和生活方式，以及仔细考虑医生开给你的药物（或在可能的情况下寻求替代方法），以此解决所有的慢性疾病。你身体的大部分问题都出在你肠道里发生的事情，所以拥有一个健康、平衡的微生物组是一个成功的策略，可以保护你免受急性病毒感染及其慢性后遗症的伤害。

在莉萨首次感染一年后，她已经恢复到更接近她感染新冠病毒前的状况了，但仍没有完全恢复正常。她又长出了一头浓密的头发，嗅觉也恢复了。每隔几个月就会发作一次皮疹，并不严重，而且只会持续一两天。她跑得比之前快了，配速仍然比感染前慢，距离也比以前短了一些。同时处理多项任务和长时间保持专注让她觉得有难度，但她不确定这在多大程度上是与日新月异的家庭和工作环境及周围世界同步发生的变化，而不是长新冠造成的结果。她估计，自己的身体功能恢复到了相当于以前80%~90%的水平，虽然她还在为失去的10%~20%感到悲伤，但也对自己所取得的进步心存感激。

莉萨并不是个例。自这次疫情暴发以来，已经出现了无数长期综合征病例。早在新冠病毒出现之前，许多人就在感染病毒后出现了难以诊断、看似无关的不明症状。去看医生时，他们经常会听到这样的话："你的检查结果都很正常"、"你的症状可能是焦虑或压力所致"、"情况可能会自行好转，但我们不知道需要多长时间"，或者诸如此类的说法。如果你正在对付病毒性疾病后的长期症状，这些熟悉的说法可能会让你感到烦恼。病毒后症状令人困惑，甚至对更为注重功能整体性的医疗从业者来说也是如此。因为不同症状之间并不总能找到一个共同的线索，很难找出病因，又没有可靠的诊断测试，所以很多症状最终被归入"医学难以解释的症状"（MUS）的范畴，无法对症治疗。

医学难以解释的症状

　　医学难以解释的症状是一个医学术语，用来描述出现了症状但没有明确诊断的人。正式的、更笨拙（同样也没有多大帮助）的定义是："经充分检查不能从结构或其他特定方面充分解释病理的持续性身体不适。"换句话说，我们不知道你怎么了。举两个例子：手脚有刺痛感，或者偏头痛，这似乎是由神经系统问题引起的，但评估没有发现任何神经系统疾病；或者严重疲劳，但没有患任何可以解释其原因的相关疾病，比如贫血、甲状腺功能减退或睡眠呼吸暂停。

　　有时，医生将这些症状称为"功能失调"，如"神经系统功能失调"或"功能性肠病"，以暗示尚未发现明确的解剖学或生理学原因。如果我不承认医学界在这些症状是否"真实"这个问题上存在着巨大的偏见，我就是在撒谎。抱有这种偏见是很不合适的，我们不能仅仅因为某些事情目前未知，就认为未来也找不到一个完全合理的解释。20世纪的一些病毒后综合征，如单核细胞增多症和慢性肝炎，现在已经可以被准确地描述和理解，而最初它们也是无法解释的。伴随它们的症状，如全身疲劳、食欲缺乏和认知问题，人们最初也不太了解，并且经常忽视。

　　传染性单核细胞增多症是一位俄国儿科医生在19世纪80年代发现的，他称其为特发性腺炎，因为没有人知道病因（特发性），而且它涉及淋巴结炎症（腺炎）。但直到40年后的1920年，约翰斯·霍普金斯大学的医生才描述了传染性单核细胞增多症的临床特征，包括：它主要是由 EB 病毒引起的，它的慢性状态可能发展成一种叫作 T 细胞淋巴瘤的癌症。对它的科学研究仍在发展，2022 年，哈佛大学陈曾熙公共卫生学院领导的一项研究发现，先前感染过 EB 病毒会大大增加患多发性硬化的概率。多发性硬化是一种人们知之甚少的慢性自身免疫病，可导致数十种症状，包括视力下降、疼痛、疲劳和协调能力受损。随着我们对微生物组的了解（这是最新的，或许也是最广泛的医学前沿领域）不断深入，许多以前"难以解释"的综合征都可以归因于我们肠道中这个看不见却必不可少的生态系统的紊乱状态，这并不令人意外。

在我们讨论微生物组和病毒后症状之间的联系之前，让我们先回顾一下，关于 21 世纪截至目前最著名的一种病毒后综合征，我们已经了解到的知识以及尚未解开的谜团。

长新冠

疫情刚开始时欧洲的早期报告称，出院的新冠肺炎患者中有很高比例的持续症状，一些研究称这一比例高达 80%。现在，我们清楚地知道，新冠病毒感染后的持续症状不仅出现在住院或危重患者身上，也出现在病情轻微、从未住院的患者身上，甚至出现在那些根本没有症状的人身上。美国疾病控制与预防中心使用"新冠后症状"称呼距首次感染新冠病毒 4 周或更长时间后所有新的、复发的或持续的症状。表示新冠后症状的其他常用术语还包括"新冠病毒感染急性后遗症"（PASC）、"长新冠"、"新冠长期症状"、"长期综合征"、"慢性新冠"和"急性新冠病毒感染后综合征"（PACS）等。

长新冠可能影响任何人，包括儿童和老年人，但大多数研究发现，女性和那些在初次感染期间有6种或6种以上症状的患者最容易受到影响。长新冠的精确发生率差异较大，一些研究认为是1/20，但65岁以上年龄组和住院患者的长新冠比例约为60%，而被收入重症监护室的患者的长新冠比例则高达70%。发病率难以确定的原因之一是诊断标准有很大差异。有的研究将"所有症状"都计算在内，统计得出的数字比那些依赖一系列特异性特征的研究要高得多。虽然有些人只有一种症状，但其他人可能有好几种症状。这些症状从轻微到虚弱不等，可能会影响学习、工作，甚至是简单的家务劳动。

由于新冠病毒可能影响多个器官的功能，因此长新冠也与很多症状相关，包括呼吸、神经、心脏、胃肠、肌肉骨骼和心理问题等。一些最常见的症状包括疲劳、呼吸短促、胸痛、嗅觉丧失和"脑雾"（一种以记忆出现问题、意识混乱和难以集中注意力为特征的精神状态）。现在已知200多种与长新冠相关的症状，下面列出的是一些最常见的症状：

• 腹痛

• 焦虑

• 脑雾（注意力难以集中，意识混乱或无所适从）

- 胸部疼痛或不适

- 咳嗽

- 抑郁

- 腹泻

- 食欲缺乏

- 头晕

- 耳痛、听力丧失和/或耳鸣

- 疲倦

- 脱发

- 头痛

- 失眠

- 关节疼痛

- 间歇性低热

- 记忆力减退

- 肌肉疼痛/无力

- 恶心

- 持续丧失嗅觉和/或味觉

- 创伤后应激障碍（PTSD）

- 心跳过速或不规则（心悸）

- 皮疹

- 呼吸急促

- 咽喉痛

从上述症状可以看出，大多数症状都不能通过简单的测试来确认，长新冠的诊断通常是在患者有感染史和排除其他可能因素的基础上做出的。事实上，我们并不完全确定导致长新冠的所有机制，这增加了诊断的不确定性，也增加了制订有效治疗方案的难度。话虽如此，我们还是了解了不少东西，并将继续取得新的发现。这些促成因素中有很多也是促成其他病毒后综合征的原因。让我们来回顾一下，最近一些突破性科学研究告诉我们的关于长新冠起因的知识。

这些研究表明了什么？

虽然症状有很多，但我们很难准确地判定长新冠的风险因素是什么。不过，西雅图的科学家做到了。2022 年发表于《细胞》期刊上的一项研究显示，他们确定了发展成长新冠最重要的风险因素。高居前三名的一个风险因素是 60% 的人有自身抗体（就像我的朋友莉萨一样），但大多数人身上没有发现自身免疫病的证据。EB 病毒刚开始时会影响大约 90% 的人口，但在初次感染后通常会保持休眠状态。它的重新激活也是一个风险因素，表明某种免疫失调导致 EB 病毒无法控制。血液中存在来自新冠病毒的遗传物质是第三个风险因素，这证实了我们已经知道的上皮屏障在控制病毒向身体其他部位传播方面的重要性。

另一项具有里程碑意义的研究对我们理解长新冠背后的机制做出了巨大贡献，该研究也于 2022 年发表在《肠道》期刊上。研究人员前瞻性地跟踪了 106 名新冠肺炎患者从他们最初发病到 6 个月后的情况，发现多达 76% 的患者有新冠后症状，最常见的是疲劳、记忆力差和脱发。这项研究的有趣之处在于，它表明长新冠患者的微生物组出现了明显的（而且是可预测的）异常状况：有害的致病菌数量较多，而我们的老朋友普拉梭菌数量较少，后者与高纤维摄入、健康的微生物组和平衡的免疫应答有关。研究发现，长新冠患者的特定微生物组异常与特定症状相关：持续的呼吸道症状与肠道机会致病菌增多相关，而神经精神方面的症状和疲劳与医院获得性肠道病原体增多相关。总的来说，像普拉梭菌和双歧杆菌这样产生短链脂肪酸的细菌与长新冠的可能性呈负相关，这为我们通过关注肠道状况来解决病毒后症状指明了前进方向。

肠道的核心作用

作为一名胃肠病医师，对于肠道在急性和慢性病毒感染中发挥如此重要的作用，我并不感到惊讶。想想你的消化道在哪里？它在你身体的中心。肠道是身体关键的营养供应引擎，数以万亿计的像工蜂一样默默工作的微生物与你身体里的其他系统相互作用，因此肠道健康可以极大地影响它们的功能，或者使其发生故障。想象一下，如果你的汽车引擎停止工作，会怎么样。你还能在不受严重限制、不会造成严重后果的情况下正常驾驶吗？就算前灯、刹车和方向盘都还能用，如果引擎发生故障，你还能走多远？因此，肠道是很多诸如此类症状的重要连接点。正如你将看到的，它也在许多病毒后病因理论中发挥着作用。

关于新冠病毒和EB病毒等在急性疾病结束后如何引起慢性症状这个问题，有很多东西我们还在了解过程中，但有一点是明确的，那就是生态失调可能是一个主要因素。让我们更深入地研究一下混乱的微生物组和病毒后症状之间的联系。

免疫介导性炎症

有的人在急性感染严重急性呼吸综合征（SARS）和中东呼吸综合征（MERS）后几个月中，甚至几年里都虚弱不堪，症状与我们在长新冠患者身上看到的相似。病毒不再活跃，但它在体内引发了炎症反应，导致症状持续。我们看到长新冠也有类似的高水平炎症现象。欧洲的研究人员对100名最近康复的新冠肺炎患者进行了心脏磁共振成像检查，发现60%的患者有持续的心脏炎症，还有呼吸短促和胸痛等症状，但这些症状与先前的疾病无关，也与感染初始的严重程度无关。越来越多的证据表明，造成这些和其他症状的罪魁祸首不是病毒本身，而是免疫系统对病毒的过度应答。

为了唤起你对免疫平衡的记忆，让我们回顾一下问题是如何以及为什么产生的。肠道细菌通常会调节你的免疫应答，确保你对病毒感染做出足够强大的反应，其强度足以清除病毒，但又不会太激烈，以至于让你最终损害自己的器官。在生态失调的情况下，肠道细菌丧失了这种调节功能，这为过度应答铺平了道路。过度应答可能在急性感染结束后持续很长时间，并影响身体的多个部位。免疫介导性炎症可能对多个器官造成严重破坏，包括大脑、心脏、肾脏、肝脏、皮肤、消化道等。新冠病毒是一种非常小的病毒，但就针对它的免疫应答而言，它的影响很大。如果你的微生物组健康状况不够好，无法控制这种应答，它的影响就更大了。

生态失调起到的作用

生态失调既是感染新冠病毒的风险因素，也是感染的结果。它的作用原理是这样的：结合新冠病毒的ACE2受体（血管紧张素转化酶2），也可以通过减少肠道细菌多样性来扰乱微生物组的组成。这会降低健康细菌及其重要副产物短链脂肪酸的水平，从而导致免疫系统失调和过度应答，促成新冠病毒感染长期症状。

肠道细菌不仅在免疫应答中发挥重要作用，而且在生理机能的多个方面占据重要地位，如激素和维生素的合成、化合物的解毒、营养物质的消化和吸收，再加上肠－脑轴在认知、情绪、记忆和神经功能方面的公认作用。只要考虑到这些因素，就会明白病毒感染导致微生物组健康和平衡状况发生的这些变化，如何转化为身体各处都能感受到的全身症状。优化肠道健康状况在限制病毒的急性和慢性影响方面可以发挥如此重要的作用，这就是其中的原因。

接下来，我们看一看其他一些与病毒感染和生态失调有关的已知疾病，这有助于我们了解肠道在长新冠及类似病毒后综合征的致病原因及可能的治疗方案中所起的作用。

慢性疲劳

研究人员对长新冠和慢性疲劳综合征［也称为肌痛性脑脊髓炎/慢性疲劳综合征（ME/CFS）］进行了大量比较。最近，ME/CFS研究取得了一项重要突破，认识到ME/CFS是一种通常发生在肠道而不是大脑的综合征。ME/CFS与EB病毒和HHV-6（人类疱疹病毒6型）等病毒感染有关，这些病毒与新冠病毒一样会扰乱微生物组。康奈尔大学的研究人员提供了其他证据，可以证明ME/CFS主要是一种基于肠道的疾病。他们在期刊《微生物组》上发表的一项研究中称，在不查看任何其他临床数据的情况下，他们仅通过检查粪便样本中的肠道菌群特征变化，就以83%的正确率诊断出ME/CFS患者。长新冠也与肠道细菌的特征性变化（例如发表在《肠道》期刊上的那项研究所描述的那些变化）密切相关，这两种情况之间有很多症状发生了重合，尤其是持续疲劳、脑雾、肌肉和关节疼痛。

没有任何一种单一的测试可以确认ME/CFS，其症状有可能与其他导致极度疲劳的健康问题（包括睡眠呼吸暂停、失眠、甲状腺功能减退、抑郁和焦虑等）高度相似。ME/CFS患者常常还有其他健康问题，比如肠易激综合征、纤维肌痛症和心境障碍，许多长新冠患者也是如此。

像其他病毒后综合征一样，ME/CFS的治疗侧重于症状缓解，包括通过咨询、饮食、生活方式干预和适当的药物治疗，解决伴随的抑郁、疼痛或睡眠问题。越来越多的证据表明肠道菌群紊乱与ME/CFS等疾病有关，因此通过改变饮食和生活方式来修复微生物组，可能会在治疗中发挥更大的作用。

感染后肠易激综合征

感染后肠易激综合征（PI-IBS）是肠道感染后可能出现的一系列体征和症状，与数百万感染新冠病毒的患者从感染急性期恢复后出现的情况有一些相似之处。

PI-IBS的症状在急性肠胃炎发作后开始出现。一些公开发表的研究报告称，感染后肠易激综合征的发病率在5%~32%。近期发表的一篇系统综述描述了感染后肠易激综合征的风险会增加6倍，而且至少在两三年内保持高风险。潜在机制包括持续的亚临床炎症、肠道屏障功能紊乱导致的肠道通透性改变，以及肠道菌群的改变——所有这些过程会在长新冠和其他病毒后综合征中起作用。有潜在心理障碍和初发严重胃肠炎的人风险最高。

治疗PI-IBS时，很重要的一点是避免使用抗生素。当人们从海外旅行回来，出现腹泻、腹痛、恶心和疲劳等症状时，医生的第一反应是使用强效抗生素，预防细菌感染。正如你可以想象的那样，这会加剧在急性胃肠炎之前可能存在的微生物组异常，或者加剧感染引起的肠道菌群变化——就像我们在新冠病毒感染中看到的那样。因为我在华盛顿特区执业，那里有一个庞大的国际社区、美国国务院、和平队和多个大使馆，所以我接触过很多PI-IBS患者。大多数人的症状无须任何干预就逐渐得到了解决，但我在抗病毒肠道计划中概述的针对生态失调的微生物组康复计划可以加快这一过程，还能显著降低他们最终出现慢性症状的可能性。

感染病毒后的肠－脑联系

一些非常麻烦的病毒后症状是肉眼看不见的。脑雾是指一系列在首次感染病毒期间和/或感染后影响患者的神经系统症状，包括无法集中注意力、心不在焉、难以回忆或保留信息、疲劳和情绪变化等。与其他许多病毒后症状的状况一致，我们无法通过任何测试来判断脑雾，而且脑雾还没有被真正视为一种正式的医学诊断。一些自认为从未感染过病毒的人也被诊断出脑雾，这可能是这次疫情造成的压力所致。无论你是否感染，持续不断地报道死亡人数、可能对疫苗有耐药性的新变种以及其他让人恐惧的信息（还有让我们不停地看新闻），都会在你的大脑和身体中引发"或战或逃"应激反应，从而导致脑雾。

现在我们知道，包括新冠肺炎在内的许多病毒性疾病并不仅仅涉及呼吸系统，它们其实是可以影响包括大脑在内的许多关键器官的全身性疾病。神经系统并发症，如脑雾、意识混乱、头晕、惊恐发作，甚至是类似痴呆的认知障碍，都是病毒后疾病综合症状的一部分。令人意想不到的是，实际上一些治疗神经精神问题的处方药会增加感染新冠病毒后患痴呆的风险。2022年3月发表在期刊《医学前沿》上的一项研究显示，抗抑郁药、治疗压力和焦虑的苯二氮䓬类药物、心境稳定剂和抗精神病药都可能增加新冠病毒感染后患痴呆的风险。服用这些药物的 65 岁以上的人，在感染新冠病毒后患痴呆的可能性会增加到之前的 3 倍，年轻人的患病风险也有可能提升。

虽然一些病毒可以直接影响大脑，但很多病毒后神经系统症状是多种因素引起的。影响大脑的药物是一个需要考虑的重要因素，影响大脑健康的行为也是如此。因此，缓解症状最有效的方法之一是检查与症状进展可能性较低有关的行为。在美国心脏协会的流行病学、预防、生活方式和心脏代谢健康科学会议上发布的一项研究成果，有助于凸显其中一些干预措施的作用。这项研究涉及 302 239 名年龄在 50~73 岁之间、研究开始时未患痴呆的人。作为英国生物银行研究的一部分，每位参与者都在2006—2010 年完成了基线检查。研究人员根据参与者有下列健康行为的数量对他们进行了分组：

1. 体重指数小于 30（kg/m^2）

2. 每周至少进行 150 分钟中等到剧烈程度的体育活动

3. 每天睡眠 6~9 个小时

4. 适量饮酒（男性每周 0~14 杯，女性每周 0~7 杯）

5. 不吸烟

6. 健康饮食，多吃水果和蔬菜，少吃加工肉类和精制谷物这项研究发现，经常有三种或三种以上健康行为的人患痴呆的风险明显较低，即使是由于家族性痴呆而处于高风险状态的人也是如此。研究结果提供了重要的证据，证明健康的生活方式不仅对身体健康有积极影响，对大脑健康也有积极影响；还可以明确地告诉我们，到底哪些行为可以大大降低认知功能衰退的可能性。这一系列行为表明了这种疾病的多因素性质。既然我们不能在一种特定的行为和痴呆或者脑雾的进展（或改善）之间画一条直线，我们就必须针对所有这些可能的病因寻找解决方案。

预防病毒后症状的最好方法是不被病毒感染，但对那些已经感染病毒的人来说，预防神经并发症的最好方法是一开始就拥有一个健康的大脑。更普遍的病毒并发症也是如此，避免它出现的最好的方法是在一开始就拥有一个健康的肠道。虽然这并不能确保安全，但是如果我们知道坚持一些健康的习惯（并关注药箱里该备些什么药）可以让我们保持健康，降低患病毒性疾病后出现慢性症状的可能性，那么我们肯定会放心一些。

采取行动

感染新冠病毒后的慢性症状可能是由病毒的直接影响引起的，除此以外的社会交往减少、孤独、体格健康不完全恢复、失业和睡眠紊乱等间接的影响也会严重破坏你的身心健康。如果你正在与病毒后症状做斗争，那么无论你是在重症监护室还是轻度感染，还是根本不确定自己是否感染，都无关紧要。这些创伤、症状和痛苦都是真实的。无论你属于哪一类，在本书第三部分中找到的解决方案都将对你有帮助。最重要的是，关于如何预防感染或在患病毒性疾病后如何恢复身体功能的建议，都是得到了研究支持的健康助推器，而且几乎没有任何负面影响。让我们开始行动吧！

第三篇

由内及外：抗病毒肠道计划

在本书前两部分中，我已经为你提供了大量关于病毒易感性的科学研究和临床数据。现在，我重点介绍可以保护你免受当前和未来病毒威胁的具体步骤。

第一步是要认识到，你要强化的并不是自己，而是你的微生物大军。如果你没有一支由普拉梭菌等抗病毒"超级明星"组成的健康的微生物大军，也没有能力控制住粪肠球菌这样的"匪徒"，那么这场战斗可能在开始之前就已经失败了。

第二步是要知道你实际上是在为战斗做准备。这不是解毒、清洁或为了穿上紧身牛仔裤的事情，而是关系到在近百年来人类历史上最危险时期之一，能否生存和保持健康体魄的问题。要乐于改变做事的方式，即使这可能会有点儿不方便。

第三步，也是最重要的一步，是相信你对结果有一定的控制力。接触病毒不一定会导致感染，感染不一定导致疾病，疾病并不一定会发展成死亡或身体虚弱。但是，这种信念需要行动来支持。不改变你一贯的做法，仅凭你希望得到最好结果的良好愿望是不够的。饮食习惯不佳的话，即使服用一大堆声称能增强免疫系统的补充剂，也无济于事。

如果你想赢得与病毒的战争，就需要从外部和内部两个方面同时努力：既要根据公共卫生指南减少与病毒的接触，又要做好内部工作，强化你身体里的"地形"。记住，决定结果的不仅仅是病原体的毒力，宿主的健康更重要。多项科学研究证实，你体内的微生物组是预测结果最准确的指标，不仅能预测你是否会从急性感染中恢复，还能预测你出现长期症状的可能性。创建强大的抗病毒肠道并不复杂，但要求你改变习惯、做到始终如一，这两者都具有挑战性。虽然你不必采纳我在接下来的章节中给出的所有建议，但请记住，你采纳的建议越多，结果就越好。

清除，替换，恢复

抗病毒肠道计划的基础是三管齐下：（1）清除损害你的微生物组的药物、做法和食物；（2）通过接触土壤微生物、发酵物以及健全的益生菌、益生元和后生元，来替换缺失或减少的必需细菌；（3）借助药膳、精选的微量营养素、合适的环境和有科学依据的身心锻炼来恢复你的肠道屏障。好消息是，你不必成为一个素食主义者，也不必回到洞穴里去重新放养自己，尽管我的抗病毒肠道计划将向你展示如何把植物性饮食和洞穴生活的一些重要元素带回家。如果你患有生态失调、自身免疫病或其他合并症，或者正在服用会带来危险的药物，又或者正在与体重做斗争，感到压力过大，再或者只是想预防未来的病毒性疾病，那么这个计划可以满足你的一切需要。它会告诉你如何饮食，采取哪些生活方式和心理健康策略，为你提供有助于加强宿主防御的重要提示，教你管理药箱，指导你服用益生菌和补充剂，还会提供恢复微生物组的食谱。以下是后续章节的简要介绍，敬请期待：

第 8 章

介绍一种全新的饮食观，着重指出打理良好的"肠道花园"所需的重要营养素。这个计划很容易坚持，因为不需要计算热量，关注的重点是你缺少哪些营养素以及如何补充，而不是消除什么。另外，我会告诉你应该做多少运动，通过什么样的锻炼来增强你的抗病毒能力。即使你超重，锻炼也能提高你的抵抗力吗？

第 9 章

宿主防御的作用是提供保护，但前提是你没有在不经意间破坏它们。了解如何优化你自身的固有能力，以中和、捕获、燃烧和隔离病毒，同时改善反流症状、消化、肠道整体健康状况和你的免疫应答。

第 10 章

大脑思考的东西也存在于你的身体中。压力和睡眠剥夺会严重影响你的肠道及其微生物大军。学习如何利用简单的方法缓解压力，睡个好觉，改变你头脑中消极的喋喋不休，从身体和心理两个方面提升你对病毒的抵抗力。

第11章

日本的森林浴疗法可以减少应激激素的产生，加强免疫系统，加快病后康复速度。加上户外空气的抗病毒作用，自然就是一剂强效良药。剂量合适的话，它可以提高你的抗病毒反应。与之相反，有毒的产品会扰乱你的微生物组。让我们了解哪些产品是罪魁祸首。

第12章

在不破坏宝贵微生物的情况下应对健康挑战，包括知道生病时要问医生哪些关键问题，了解服用抗生素时如何保护体内的微生物，清楚哪些药物对必需细菌有害、应该避免使用，获取关于益生菌和补充剂的全面指南——在应对病毒时可以发挥重要作用。

第13章

现在你知道该怎么做了，让我们做一个总结，概览你的日常抗病毒肠道程序。

第14章

简单美味的食物可以滋养你和你的肠道微生物。

很多人不相信我们的身体有对抗病原体的能力，认为药物和医疗干预是保持健康的唯一途径。医疗保健可以发挥重要作用，但没有任何药物、饮剂或设备像自身抵抗病毒感染和感染后康复的能力那样强大。这些能力来自你的肠道，优化肠道环境将最大程度地保护你免受病毒侵扰。希波克拉底说过，万病始于肠。大多数的解决方案也都藏在肠道里。无论你是试图预防感染或者从最近的病毒性疾病中恢复健康，还是要解决慢性病毒后症状，本计划中给出的建议都将有所帮助。

你无法控制世界上发生的事情，但可以控制你身体里的内在世界。让我们开始吧！

增强体魄：喂养有益菌

事实上，你吃的东西对你的微生物组和它保护你免受病毒感染的能力的影响比你做的其他任何事都强。好消息是，微生物健康是基于你所吃的食物的总和，而不是任何一种成分或一组食物。肠道细菌需要特定的必要原料和营养物质才能生存，而这些必需成分来自许多不同的食物，这意味着在滋养你的微生物的同时，你可以吃各种各样的不同食物。重点应该是在你的盘子里添加正确的食物，而不是过于担心你需要减掉哪些食物，因为导致微生物组耗损的是缺少有益纤维，而不是你吃了不健康的食物。对大多数人来说，只要吃的小扁豆和韭葱足够多，就可以抵消我们偶尔吃的一块蛋糕。添加更多微生物所依赖的原材料后，即使你没有完全清除那些不那么有益的食物，也会将它们排挤出去。我会列出一些不那么有益的食物，以及一些会严重损害你的微生物组、你绝对应该避免的食物。

喂养你的微生物

我们从一些基本的指导方针开始，让你知道应该给你自己和你的微生物吃些什么，然后具体讨论特定的食物。

多吃植物性食物

植物性食物包括蔬菜、水果、豆类、谷物、坚果和种子（所有来自地下、灌木、藤蔓或树木的食物）。它们为细菌发酵提供原料，从而产生短链脂肪酸。短链脂肪酸是肠道和免疫功能最需要的代谢物，所以多吃植物性食物是改善肠道屏障的首要策略。你吃的植物性食物的多样性和数量会反映在你肠道中细菌的多样性和数量上，所以你应该每天吃大量不同类型的植物性食物。

我们是怎么知道的呢？2018年，美国肠道项目的研究人员发表了迄今为止规模最大的人类微生物组研究，涉及来自45个国家的1万多人。他们的研究证实，饮食中植物种类的数量是决定肠道微生物组健康状况和多样性的主要因素。不管他们的饮食属于哪种类型（素食、纯素食、杂食等），每周吃超过30种植物的参与者的肠道微生物组远比每周吃10种或更少植物的参与者健康。这不仅仅是理论上的改进，通过食用多种富含纤维的植物性食物培养的微生物组的多样性，与病毒感染后转归更好直接相关。

问题是，美国国家癌症研究所的一份关于美国人饮食现状的报告发现，有3/4的美国人水果的摄入量每天不足一块，9/10的美国人蔬菜摄入量每天达不到推荐的最低摄入量。以一周为基准，只有不到5%的美国人达到了每周至少吃3份绿色蔬菜或豆类的标准，只有2%的人达到了每周至少吃2份橙色蔬菜的标准，只有1%的人每天的全谷物摄入量达到了推荐的3~4盎司[①]。几乎

---

① 此处的"盎司"为重量单位，1盎司≈28.35克。——译者注

所有美国人的饮食习惯都肯定会让他们更容易感染病毒，并有可能在感染病毒后导致更糟糕的结果。新冠病毒感染在美国的致死率极高，就体现了这些习惯的影响。

但是，这种状况并非不可避免。我们可以通过改变自己和微生物大军的食物来有效地对抗病毒。安心地在盘子里多装一些植物性食物，是一个非常好的切入点。那些不能被你的身体分解和吸收的植物纤维最终会成为你体内细菌的食物，想清楚这一点有助于你了解植物性食物和肠道细菌之间的关系。植物中坚韧的纤维部分，如西蓝花的茎或芦笋的根部，可以提供最难消化的纤维，所以一定要把这些部分也吃下去。

我的"1—2—3法则"可以帮助你每天吃更多的植物性食物。具体来说，就是早上吃1种蔬菜，午餐吃2种蔬菜，晚餐吃3种蔬菜。有很多方法可以实现这个目标。你可以早餐喝一杯羽衣甘蓝奶昔或者吃一个菠菜煎蛋卷，午餐吃生蔬菜沙拉，晚餐吃蒸芦笋加生菜和黄瓜沙拉（或者像我一样，早上喝一杯至少有三种不同蔬菜的绿色奶昔，把它变成"3—2—1"）。"1—2—3法则"的效果很好，无须关注过多细节就能确保你获得足够的膳食纤维，专注于以植物为中心的饮食将帮助你把肉类视为配菜，而不是主餐——这是一种非常棒的微生物促进策略。下面，我进一步给出一些增加植物纤维摄入量的建议：

使用替代品

• 用西葫芦面条替代小麦面食

- 用烤南瓜或烤红薯替代炸薯条
- 用青香蕉泥替代马铃薯（土豆）泥
- 用花椰菜泥替代白米饭

加入配菜
- 在奶昔中加入菠菜和羽衣甘蓝
- 在汤和炖菜中加入韭葱和芹菜
- 用烤南瓜代替面粉来增稠酱汁
- 在炒鸡蛋时加入洋葱、大蒜、辣椒和菠菜

吃植物性食物，而不是营养片剂和蔬菜粉

从食物中获取营养，而不是通过营养片剂和蔬菜粉获得，这肯定是一种更可取的做法，因为吃全天然食品会让你摄入促进健康的所有成分，而食用单独成分的营养素时通常伴有不利健康的填充剂和黏合剂。多酚类物质就是典型的例子。这是一类在植物中天然存在的微量营养素，市面上销售的很多补充剂会大肆宣传含有这种成分，但它们非常容易从水果、蔬菜、茶和香料等食物中摄取——当然，吃这些食物除了提供多酚，还有其他好处。那些声称与蔬菜等效的蔬菜粉尤其成问题，因为大多数蔬菜在收获后不久就开始枯萎，失去营养价值。这些食物中的重要营养成分在提取几个月后仍然有效的说法是不可信的，也没有得到证实。

小心选择碳水化合物

很多人都习惯性地认为碳水化合物是"坏"食物，会使我们发胖并导致糖尿病。但并非所有的碳水化合物都是一样的，知道哪些对你体内的微生物有益、哪些应该避免，这很重要。苏打汽水、烘焙食品和其他加工食品中的简单碳水化合物（"坏"碳水化合物）在小肠中迅速消化，并以葡萄糖的形式被吸收。它们会导致你的胰岛素水平飙升，并与体重增加、糖尿病和炎症有关。它们还会导致微生物组的组成发生不健康变化，并可能导致有害酵母菌过度生长。

水果、蔬菜、一些全谷物、豆类和糙米等复合碳水化合物（"好"碳水化合物）通常富含纤维。由于纤维含量高，这些食物不会导致胰岛素水平激增，从微生物的角度来看，它们是培养必需微生物的重要食物。抗性淀粉和菊糖是两种你需要了解的好碳水化合物，因为它们对你的微生物组大有裨益。

抗性淀粉是一种特殊的复合碳水化合物，在小肠中不会被消化。它会相对完整地穿过你的胃肠道，一直来到结肠，然后被肠道细菌发酵，产生短链脂肪酸。抗性淀粉的功能更像膳食纤维，而不是淀粉。它可以促进结肠中健康微生物的生长，是一种益生元：它可以为肠道细菌提供食物，减少潜在有害化合物的产生。

富含抗性淀粉的食物

青香蕉

青豌豆

小扁豆

生燕麦片

白豆

菊糖也是一种复合碳水化合物，亦称天然果聚糖。像抗性淀粉一样，菊糖有益生元的特性：它可以为微生物提供营养，促进健康的肠道菌群生长。在汤或炖菜中加入含有菊糖的食物（如韭葱），在绿色奶昔中加入香蕉，在炒任何菜的时候加入大蒜和洋葱，都有助于增加你饮食中的菊糖含量。

富含菊糖的食物

洋蓟

芦笋

香蕉

菊苣根

蒲公英根

大蒜

韭葱

洋葱

发酵食物

发酵蔬菜，如德国酸菜、韩国泡菜和腌菜，都是深受微生物组欢迎的食物，因为它们含有活的细菌（益生菌）和益生元纤维，可以滋养肠道细菌。在发酵过程中，发酵食品中的微生物会产生多种营养物质，所以一坛德国酸菜真的是一种有生命的食物，含有不断产生的维生素和其他有益物质。吃这些食物，就会摄入所有这些由微生物产生的有益物质。斯坦福大学研究人员在《细胞》期刊上发表的一项研究发现，每天食用发酵食品可以显著减少体内的十几种炎性化合物，还能增加肠道细菌的多样性。人们吃的发酵食品越多，肠道内滋生的微生物种类就越多。这些食物还能激活人体的抗氧化剂，临床证明它们有助于降低新冠肺炎等病毒性疾病的严重程度。

你应该尽量在每天的饮食中加入一些发酵蔬菜。它们特别容易制作，大多数就是在蔬菜中加入一点儿海盐和水。发酵后，它们可以在冰箱里保存数周。在第 14 章中有一些美味发酵蔬菜的例子。不幸的是，发酵的非蔬菜食物和饮料，如酸奶和康普茶，都没有这些好处。我将在下文中具体解释。

吃带有污泥的食物

你在超市买到的农产品和你在大多数农家摊位上找到的农产品之间的主要区别是污泥和运输距离。如今，农产品在到我们手中之前要经过长途跋涉，有时甚至来自数千英里之外的其他大陆。这些食物中酶的活性和食物的营养价值在收获后立即开始下降，其微生物价值也是如此。直接从农民那里购买当地种植的食物，意味着运输距离更短，营养价值更高，而且细菌保存完好。

你可能还会发现它的保鲜时间更长。

这些食物更有可能在土壤中小批量生长而非在无菌工厂大批量生产。寻找那些能看到污泥（吃之前需要清洗）、颜色或大小不完全一致的农产品，这代表了自然生长通常会产生的差异性，而不是改造后呈现出相同颜色或大小。当然，用泥土而不是化学物质种植的有机食品肯定是最好的。

选择农场，拒绝工厂

如果你不知道某些东西是否对你或者你的微生物有益，我告诉你一个我最喜欢的判别方法，它也是最简单的：如果它直接来自农场，那就没问题；如果它曾在工厂停留，就不用纠结了。这意味着可以吃苹果，但不可以吃苹果酱；可以吃小扁豆，但不可以吃小扁豆薯片；可以吃糙米，但不可以吃糙米粉。请你好好品味其中的道理。

现在，你已经清楚了应该如何取舍，我再告诉你一些你可能需要考虑少吃的食物，还有一些你应该彻底禁食的东西，因为它们对你的肠道健康实在有害。

控制肉类摄入量

还记得意大利研究人员保罗·廖内蒂对食用富含纤维的植物性食物的儿童与摄入大量糖、脂肪和动物蛋白的儿童进行的比较吗？结果显示，他们的肠道细菌有巨大差异：高动物蛋白组儿童的微生物多样性较差，与疾病相关的菌种更多，而高纤维组儿童

体内对健康有益的短链脂肪酸水平更高，促进健康和对抗病毒的
菌种更丰富。最重要的是，肉类并不一定对你的微生物组有害，
但膳食纤维确实对微生物组有好处，而吃太多的肉类会导致膳食
纤维摄入不足。你的盘子只有那么大，确保促进微生物的食物有
足够空间是非常重要的。所以理想的做法是把蔬菜当作主菜，肉
作为配菜（或者完全不吃）。确保你吃的是最优质的、不含抗生
素的草饲牛肉，因为用玉米喂养或用抗生素治疗的牛会产生更多
的致病菌，比如肠出血性大肠埃希菌（O157:H7），它会破坏你
的微生物组，使你更容易受到病毒感染。

少吃糖

糖会滋养肠道细菌，但滋养的不是你想要的那些细菌。高
糖饮食会导致酵母菌和致病菌过度生长，还会干扰白细胞摧毁病
原体的能力，从而损害你对抗病毒的能力。这种影响在吃糖后几
分钟内就会开始，并持续几个小时。所以，糖不仅会导致微生物
组失衡，还会削弱身体对抗病毒的能力。

糖让人难以舍弃的原因是，它会成瘾：糖会增加靠它生长
的微生物的数量，从而增加你对更多糖分的渴望；它还会激活大
脑中的阿片受体，让你在吃糖的时候有一种愉快的"糖分兴奋"。
我建议逐渐减少糖的摄入：减少甜味剂的用量；少吃加工食品和
包装食品，因为它们往往含有大量的添加糖；戒掉糖果、苏打汽
水和加糖饮料，这些东西几乎都含有果葡糖浆，这是最不健康的
甜味剂之一；用黑巧克力（可可含量70%或更高）和水果来满

足你对糖分的渴望。无论你是逐渐减少糖的摄入量，还是采取戒糖这种更激烈的做法，最终都需要让你的肠道菌群中渴望糖分的细菌数量处于劣势，让你对糖分的渴望变得更容易控制。

不能彻底戒糖吗？蜂蜜的血糖指数比普通糖低，这意味着它向血液中释放的葡萄糖更少，一些研究认为它具有益生元特性，所以它是糖的合理替代品（不过，如果你患有严重的生态失调，包括酵母菌过度生长，那么你可能要少食用蜂蜜）。我推荐你食用高营养的生蜂蜜，如麦卢卡蜂蜜。龙舌兰花蜜是一种天然甜味剂，但和蜂蜜一样，吃多了也会有问题，所以它们都属于"一天一份"的类别。甜菊糖苷一直作为一种健康的低热量甜味剂在市场上销售，但研究表明，像其他人工甜味剂一样，它会破坏肠道微生物，所以应该避免食用。如果你发现很难放弃甜点，这里有一些方法可以让你在减少糖摄入量的同时还能享受甜食：

- 冰冻香蕉配杏仁黄油"冰激凌"
- 果仁奶油枣
- 烘焙时用生蜂蜜代替糖，并将食谱中所要求的用量减半
- 在花草茶或柠檬水中用新鲜生姜代替糖

慎重对待乳制品

令人吃惊的是，在美国销售的所有抗生素中，有80%被用

于食品行业——主要用于供人类食用的动物，以治疗感染或促进它们更快地生长。美国食品和药物管理局要求牛奶在检测时不能含有可检测到的抗生素，但随机检查发现奶牛体内的抗生素含量超标。这引起了人们对美国牛奶供应中抗生素问题的担忧，因为这可能会导致人类对各种抗生素的耐药性上升，并影响体内的微生物组。

巴氏杀菌法最早是由路易·巴斯德在 1864 年发明的，它可以杀死引起伤寒和结核等疾病的有害微生物，方法是将牛奶等乳制品加热到很高的温度，然后迅速冷却，以减少细菌造成的破坏，延长保质期。巴氏杀菌法的问题在于，它也会破坏牛奶中天然存在的大部分有益菌和维生素。一些替代医疗从业者建议食用未经高温消毒的生乳制品，作为有益菌的来源，但世界上有70%的人是乳糖不耐受症患者，如果你是其中之一，那么食用这些产品仍然会给你带来麻烦。

牛奶的作用是喂养小牛，就像母乳对我们的婴儿来说一样非常重要，但并没有任何临床和科学数据推荐食用乳制品（包括经过高温消毒的发酵产品，如酸奶和奶酪）作为增强我们肠道菌群抗病毒能力的方法。我们可以将乳制品作为一种享受，但不要将其作为一种能够有效改善你体内微生物组的健康食品。

清除"弗兰肯食品"

远离那些不同于天然食品的改造和掺杂食品（比如转基因生物，GMO）对你的微生物组有好处，原因有很多：它们可能含有对肠道细菌有害的添加剂和防腐剂，可能充斥大量激素或含有可检测到的抗生素，可能被喷洒过对微生物组有毒的农药，我们的胃肠道可能很难消化它们，大多数健康的纤维可能在加工过程中被去除了，或者它们可能无法提供足够的营养来促进健康细菌生长。糕点和早餐麦片等精制碳水化合物、一般的加工食品、转基因食品和人工甜味剂都属于此类。

抗病毒肠道饮食

现在，你已经熟悉了关于应该多吃什么、少吃什么的一般指导方针，接下来我详细介绍一下日常饮食中的食物。为了轻松愉快地饮食，我将下面这些食物分为三类：绿灯食物（想吃多少就吃多少），黄灯食物（每天只吃一份），红灯食物（尽量避免）。

绿灯食物

这些食物大多含有大量可以滋养微生物的植物纤维，有的含有健康的脂肪，如具有抗炎特性的 ω–3 脂肪酸；还有一些没有特定的促微生物生长特征，但吃进肚子不会对肠道细菌产生任何不良影响。这类食物你可以大快朵颐，吃饱为止，不用担心热量或吃得太多，因为它们的养分能量比很适宜，这意味着通过这些食物摄入的每一点能量都会为你的身体提供大量的营养。别忘了吃大量的益生元食物，如洋葱、大蒜、韭葱、洋蓟、豆类、芦笋、胡萝卜、萝卜，以及发酵食品（如德国酸菜和韩国泡菜）。

- 水果
- 蔬菜
- 根茎类蔬菜
- 坚果和坚果酱
- 种子（包括亚麻籽）
- 豆科（蚕豆、豌豆、花生、鹰嘴豆、小扁豆）
- 橄榄油
- 椰子油
- 鳄梨油
- 甘薯
- 马铃薯
- 南瓜
- 未加工的无麸质全谷物，如糙米、苔麸等
- 燕麦（碎粒或老式燕麦）
- 藜麦
- 不加糖的果干

绿灯烘焙食品

- 杏仁粉
- 椰子粉

- 鹰嘴豆粉

- 糙米粉

- 青香蕉粉

黄灯食物

这些食物对你的微生物组并没有特别的好处，但仍然可以适量食用，把数量限制在每天只吃一份。不含抗生素的有机动物产品是最好的黄灯食物。

- 野生鱼

- 野味

- 草饲牛肉

- 有机肉类/家禽/蛋类

- 酥油/纯净黄油

- 有机生蜂蜜或龙舌兰

红灯食物

如果经常食用这些食物，就会导致生态失调，要么因为它们在消化过程中被分解成单糖，要么因为它们是深加工产品，要么因为它们含有破坏肠黏膜或肠道微生物的成分。尽量避开这些食物。

- 乳制品（酥油/纯净黄油除外）

- 糖

- 人工甜味剂（阿斯巴甜、甜菊糖苷、山梨醇、甘露醇等）

- 果葡糖浆

- 加工玉米产品（非转基因玉米棒可以放心食用）

- 麸质

- 加工碳水化合物

- 精炼油（芥花籽油、红花籽油等）

当考虑吃什么来建立强大的抗病毒肠道时，请记住我在本章开头告诉你的：最重要的因素是你所吃下食物的总和。不要担心或痴迷于清单上列出的任何一种成分或食物。只要尽量多吃田地里生产的东西，少吃工厂生产的东西，你和你的微生物就会安然无恙。

喝水

给身体补水有两项特定的抗病毒功能：一是有助于增强皮肤和黏膜将病毒拒之门外的屏障功能；二是有助于将毒素和病原体排到体外。皮肤、消化道和肾脏是你的主要排毒器官，它们都要依赖于足量的液体才能履行自己的职能。即使是轻微的脱水也会有很大的影响，身体失去2%的水分就会降低皮肤的弹性和强度，减缓肠道的转运时间，并对心脏和肾脏造成额外的压力。事实上，大多数人在感到口渴时，就已经脱水了，所以在这种情况发生之前，监测并保持足够的液体摄入量非常重要。请记住，如果你感染了病毒，咳嗽、打喷嚏、发烧、呕吐和腹泻等症状都会导致脱水，并会延长症状持续的时间，所以补水是预防病毒和病毒感染后恢复的一个重要手段。

　　通常，病毒性疾病后的脑雾有多种原因，但只需要采取一些简单的策略，比如多喝水，就可以改善这种状况。你的大脑中有 75% 是水，当你处于脱水状态的时候，大脑的运转就会困难得多。年轻人只要补充水分，脱水症状就可以逆转。但随着年龄增长，我们的大脑会变得更加脆弱，脱水会导致认知障碍，尤其是在认知能力已经有所下降的情况下。脑雾和认知障碍不是单一的问题，而是非常复杂的情况，有多种因素会促成它们的发展。如果你有病毒后症状和神经功能障碍的风险因素，包括糖尿病、肥胖、心血管疾病、高血压或饮食营养不足，而且经常脱水，那么液体流失有可能导致脑雾和脑损伤。这就像在睡眠不足、身体疲惫时服用让你昏昏欲睡的药物，之后又喝了几瓶啤酒再去开车。这些情况中的任何一种都可能是可控的，但是当你开车时，它们的组合可能是致命的。

　　你如果已经超过 60 岁且是女性，正在应对病毒感染后的症状，就需要特别注意你的水摄入量。脱水会影响神经系统，女性对这些影响更敏感，因为女性的脂肪组织比例高于男性，而与非脂肪组织相比，脂肪组织的水分含量更低。老年女性尤其脆弱。一项研究调查了 60 岁以上成年人的水合状态，发现脱水的女性在与注意力和处理速度有关的任务上表现得更差，而且明显比同样脱水的男性差。

　　那么，你需要摄入多少水才能保证身体的水分充足呢？你可能觉得自己已经喝了很多水，但目前的建议补水量实际上比过去更多。美国国家医学研究院建议，为了保持充足的水分，男性每天应该喝大约 125 盎司①的水，女性每天应该喝大约 90 盎司的水。有一个可靠的经验法则：喝的水（单位为盎司）至少是你体重（单位为磅）的 1/2。应该确保你喝了足够多的水，以便经常排尿且尿液清亮。（如果你的小便呈黄色，那么你肯定还处于脱水状态。）尽管市面上到处都是运动饮料、补水溶液和电解质补充剂，但补水效果最好的仍然是白开水。下面列出一些补充体液时可以选用的其他饮料，它们都不会破坏你的微生物组或身体其他部分：

绿灯饮料

• 水

• 碳酸水

• 无糖无香精的椰子水

• 乳制品替代品：杏仁奶，腰果奶，椰奶（不加糖，不含添加剂）

• 花草茶

• 奶昔

• 蔬菜汁（不添加糖或甜味剂）

以下是一些你应该少喝（每天不超过一份）或避免摄入的饮料，因为这些成分（过量的化学品和糖）会导致你的肠道菌群出问题：

---

① 此处的"盎司"为容量单位，1 美制液体盎司 ≈ 29.57 毫升。——译者注

黄灯饮料

• 酒

• 康普茶

• 咖啡

红灯饮料

• 苏打汽水

• 无糖汽水

• 果汁

　　有些人可以喝一点儿酒而不会对健康造成严重影响，但有的人绝对应该避免饮酒。研究表明，女性每天喝一杯酒，男性每天喝两杯酒，就会导致生态失调，肝脏受损，肠道渗透性增加，免疫系统受影响。当你接触到病毒时，你的身体会产生免疫应答来攻击并杀死病毒。一般来说，免疫系统越健康，就能越快地清除病毒，你也就能越快地康复。酒精会增加你的免疫系统抵御病原体的难度。在肺部，酒精会破坏负责清除呼吸道病毒的免疫细胞。在肠道中，它会引发炎症，摧毁维持免疫系统健康的微生物，导致感染和并发症的风险增加。如果你是病毒感染的高危人群（年龄较大、免疫功能低下、肥胖、有自身免疫病或糖尿病），或者正在努力从病毒后症状中恢复过来，禁酒绝对是正确的做法。在努力恢复健康的同时，经常摄入一种已知的毒素可不明智。

康普茶一直被吹捧为一种有助于保持健康的饮料，但它对微生物的益处尚未得到证实，而且一些品牌的康普茶含有大量的糖。康普茶在制作过程中会添加某些菌种的细菌、酵母菌和糖，然后在室温下发酵，产生细菌和酵母菌的共生菌落。虽然饮料行业的许多人大肆宣传这些活细菌的好处，称它们具有益生菌的有益品质，但康普茶中的细菌一般都不能完好无损地通过你的胃并在你的结肠中立足。虽然研究表明某些品牌的康普茶确实含有活的有益菌，但没有令人信服的数据表明这些细菌真的可以改善微生物组的组成或多样性。不过，当你不想喝白开水时，一杯康普茶——尤其是含糖量低、不含人工甜味剂的康普茶，比苏打汽水和酒更好。只是不要把它作为抗病毒策略的一部分，别对它产生依赖性。

确保身体内水分充足，可以加固你的防御屏障，改善病毒清除通道，并在预防脑雾等病毒后症状或者在出现这些症状后恢复时发挥重要作用。现在，你该给自己倒一大杯水，然后把它喝下去。

动起来

我肯定不需要告诉你运动有好处，但事实证明它对你的肠道微生物也有好处。《英国运动医学杂志》上发表的一项研究发现，每周至少锻炼 5 天的人感染呼吸道病毒的风险降低了 50%，感染后的症状也没有那么严重。英国的另一项研究比较了职业橄榄球运动员的训练季粪便样本和同龄但不热衷运动的健康男性的粪便样本，结果发现橄榄球运动员的粪便样本的菌种多样性更高，有益菌的数量明显多于他们的同龄人（并非巧合的是，这些橄榄球运动员吃的水果和蔬菜也更多）。

好消息是，锻炼会促进微生物组繁荣，而且你不需要成为一名职业橄榄球运动员，也不需要每天都去锻炼，就可以享受这份红利。只要每周快走 3~5 次，每次 30 分钟，将你的心率提高20%，就足以刺激肠道蠕动，使消化产物保持运动，增加淋巴流动。淋巴在细胞周围的流动，会将代谢废物（包括病毒和其他病原体）运输到体外。

锻炼还能从其他方面提高你对病毒性疾病的免疫力，包括：

- 清除肺部和气道中的病原体
- 增加白细胞和抗体的循环，及早探查到疾病
- 提高你的体温，这有助于你更好地抵抗感染
- 减缓应激激素的释放

说到锻炼，人们一直说适度锻炼是预防受伤和优化免疫收益的关键，而高强度的运动实际上可能会因为应激激素的增加而抑制你的免疫系统。但现在有越来越多的证据表明，剧烈运动可以改善免疫功能，降低上呼吸道感染风险，而且不受应激激素的任何负面影响。对那些发现长跑等耐力运动可以缓解压力（而不是激发压力）的人来说，可能尤其如此。只要经常运动，无论强

度有多大，就都是一种有效的抗病毒策略。研究表明，人们更有可能坚持适度的运动计划，包括以下活动：

- 每周骑几次自行车
- 每天步行或跑步 30~60 分钟
- 每隔一天做一次力量训练
- 经常练习瑜伽

就像身体运动一样，肺部运动会对健康产生重大裨益，定期使用激励式肺量计就可以轻松实现这一目的。这是一种价格低廉的小型呼吸设备。每天用它完成几组深呼吸，每组 10 次，就可以让你的支气管扩张，有助于预防病毒性和细菌性肺炎。如果你长时间坐着或平躺着而不深呼吸，就有可能患上这些疾病。健康人和肺病患者都可以从这种肺部运动中受益，增加肺容量。这与杰出运动员的做法非常相似——他们通过呼吸练习增加肺活量，提升跑步效率。基本的激励式肺量计售价不到 10 美元，除了可以保持肺部健康，还能改善整体心血管健康状况，提升运动耐力。

提醒一下，如果你的体重明显超重，定期锻炼就不仅能大幅降低你的体重，也可以减少并发症的发生率和病毒感染导致的死亡率。锻炼可以改善你的体质，所以不管你的体重是多少，努力出一身汗都是值得的。

就像没有不好的蔬菜一样，也没有不好的运动形式，尽管有些运动可能更危险、较不方便或更难掌握。选择一种对你有效的运动，并将其作为常规抗病毒程序的一部分。

除了筛选食物、饮料和进行锻炼，我们还可以通过一些其他的重要方法来增强宿主防御能力。让我们来看看，保养胃酸、最大限度地增加黏液、了解何时该让发烧顺其自然以及避免肠道渗漏，如何提升你的抗病毒能力。

筑牢防线：用好宿主防御

在前面几章，我提到了一些重要的宿主防御机制，例如：能灭活病毒的胃酸，捕获并驱逐病毒的黏液，使病毒停止复制的发热，以及阻止病毒进入体内的肠上皮屏障。现在，让我们深入了解如何维护（甚至增强）这些关键武器，以便它们能够尽职尽责地保护你免受病毒的侵害。

保养胃酸

胃酸是人体抵御病毒的主要手段之一。幸运的是，胃在不受干扰时可以自行产生大量的胃酸。不过，当你决定用质子泵抑制剂来阻滞胃酸的产生，以缓解烧心和胃酸反流等症状时，通常会造成更大的问题。质子泵抑制剂会将你的胃变成一个有利于病毒生长和繁殖的地方，使你感染新冠病毒等病原体的风险增加4倍。那么，如果你有胃酸反流或烧心的症状，你希望在得到治疗的同时仍能保养胃酸，应该怎么做呢？下面介绍的方法将帮助你控制症状，这样你就无须抗酸，确保你的胃做好清除病毒的准备。

- 给你的胃制定宵禁时间。胃的蠕动有助于推动食物从上到下运动，这与昼夜节律有关，一旦太阳下山，就会慢慢停止，这是你停止进食的理想时间

- 热量的转变。早餐时你的胃最活跃，应该吃最丰盛的一餐；晚餐应该吃得最少。有句话是：早餐吃得像国王/王后，午餐吃得像王子/公主，晚餐吃得像乞丐

- 不要不吃饭。这通常会导致你在晚上吃得过多，而此时你的胃不太活跃，这意味着食物有更多的机会回流到你的食道

- 出去吃饭要趁早。如果要出去吃饭，尽量去吃午餐或早午餐，而不是晚餐

- 少吃多餐（特别是在一天的晚些时候）。你的胃和你的拳头差不多大，它可以被拉伸到很大，但通常会引起反流症状。每三四个小时吃一顿迷你餐可以让你不感到饥饿，同时也让你的胃在两餐之间有足够的时间排空

- 一顿饭分两次吃。每顿饭吃的总量不变，但分两次吃，间隔一两个小时，避免你的胃被撑得过大

- 饭后4个小时再锻炼或躺下，以便让胃在直立时借助重力排空

- 饭后去散步。运动可以促进胃蠕动，加速胃排空，防止反流

- 小心高脂肪食物。限制高脂肪食物的摄入，比如肉、

奶酪和奶油沙司，这些食物会减缓胃排空

- 减少乳制品、咖啡因和酒精的摄入。乳制品是天然的高脂肪食物，会减缓胃排空并引起胃酸反流。咖啡因可以使食道和胃之间的瓣膜在不适当的时候打开，酒精也会加剧反流症状

- 分解你的纤维摄入量。一定要继续大量摄入纤维，但如果你容易产生反流症状，那么你可能需要避免一次摄入太多的纤维——这会导致饱腹和反流

- 小口喝水，切勿牛饮。水合作用对保持消化产物的蠕动很重要，但摄入大量液体会加剧反流症状。分多次在全天内完成水的摄入。在两餐之间而不是在进餐期间喝水，以避免胃被撑得过饱

- 抬高床头。将床头抬高几英寸①，重力可以帮助你防止胃里的食物反流，此举对缓解夜间反流症状略有帮助

逐步停用质子泵抑制剂

假设你遵循了我在上面给出的所有关于饮食和生活方式的建议，你的胃酸反流症状就会有所改善。如果你想停用质子泵抑制剂，该怎么做呢？一定要先咨询你的医生，我也会告诉你一些关于如何安全有效地逐步停用质子泵抑制剂的重要信息。

首先要记住，这些药物是强效抗酸药，所以一旦停止服用，

---

① 1英寸 = 2.54厘米。——编者注

你的胃可能会产生大量胃酸，加重反流症状。随着胃酸水平逐渐恢复正常，你会开始感觉好转，但这可能需要几周的时间，许多人都熬不过这个困难时期，最终重新启用质子泵抑制剂。为了取得成功，你需要逐渐减少用量，同时尽可能严格地控制饮食。停药几周后，你可以开始慢慢地重新摄入一些之前严格禁食的食物，看看自己的耐受情况——但是在放开饮食的过程中，要注意身体给你的所有反馈。这样做的目的并不是要把你永远关在"食物监狱"，而是想看看哪些食物可以安全地回到你的食谱中，以及为了身体健康着想，你需要继续禁食哪些食物。按照我上面的建议做，能增加你成功的机会。以下是我推荐的逐步停用质子泵抑制剂的 6 周计划，旨在最大限度地减少胃酸激增的发生：

第 1 周和第 2 周每隔一天吃一片，第 3 周和第 4 周每 3 天吃一片，第 5 周和第 6 周每周吃一片，然后彻底停药。

注意：在逐渐减少质子泵抑制剂用量和刚刚彻底停药时，你可以根据需要使用短效抗酸药，例如 Tums 抗胃酸咀嚼钙片或法莫替丁等 H2 受体阻断剂，每天服用一两次。记住，在停止服用质子泵抑制剂或任何处方药之前，请先咨询医生。

分泌胃酸是胃部活动的一个非常自然和重要的部分。虽然产生胃酸的量因人而异，但胃酸分泌过剩和分泌不足的情况并不常见。随着年龄增长，胃酸产生量会略有下降，但绝大多数人都有足够的胃酸来使病毒变性——除非他们服用了质子泵抑制剂。在没有发生恶性贫血或某些类型的胃旁路减肥手术等罕见情况时，没有任何指征表明你应该尝试用酸补充剂或者通过喝苹果醋来"酸化"你的胃。只要让你的胃发挥它最擅长的功能，你就会有足够的酸来帮助自己免受病毒侵害。

保持黏液的湿润和健康

在出问题之前，你可能没有想过如何维护健康的黏液分泌、活跃的纤毛和完整的咳嗽反射。但是，这些重要的宿主防御系统很容易被破坏（主要是因为服用了抑制它们的药物），使你处于病毒感染的风险中。这里有一些方法可以帮助你缓解症状，而不会损害你体内神奇的、润滑的、能捕获病毒的黏液。

补水。为了保持黏液的健康和合适的稠度，需要保证你体内水分充足，尤其是在冬天。这意味着男性每天至少要喝 125 盎司的水，女性每天至少要喝 90 盎司的水。每天至少要喝 8 杯水，否则会有黏膜变干、破裂的风险，这会使病毒更容易渗透。

加湿。在卧室里用加湿器保持空气湿润，这有助于防止你的黏膜变干。无论你的空气加湿器使用的是冷空气还是热空气，都不重要，但要确保定期清洁，以避免细菌污染。

过滤器。在制冷和供暖系统上装过滤器，并确保定期更换。

清洗。可以考虑使用洗鼻壶，这是一种用来冲洗鼻腔积垢或多余黏液的壶。如果你决定自己制作盐水溶液，请使用蒸馏水或洁净的瓶装水。如果你使用商店购买的溶液或鼻喷雾剂，那么确保成分只有盐和水，没有其他化学物质。

吸气。购买一个激励式肺量计。这个设备很简单，售价不到 10 美元。它可以帮助你训练如何深呼吸，帮助肺部排出空气，改善咳嗽反射。

蒸汽。使用蒸汽室或蒸汽淋浴房，或者在碗中倒入热水，盖上毛巾，然后将脸凑到毛巾上方（小心不要烫伤自己），将温暖潮湿的空气吸入气道和鼻窦通道；也可以在脸上敷热毛巾，但同样先检查温度是否合适。

精油。桉树油作用于你鼻腔黏膜的感受器，可以帮助缓解鼻塞。可以在吸入的蒸汽中或热敷的毛巾上滴几滴，但要避免直接接触皮肤或内表面。

舒缓。没有令人信服的科学证据表明草药松果菊（雏菊科的开花植物）有助于减轻感冒的严重程度或缩短持续时间，但许多人发现含松果菊的含片或茶有舒缓作用。

发热时撑过去

如果发热有助于对抗病毒，那么当你生病时，你是否应该服用布洛芬或对乙酰氨基酚（泰诺）等退烧药呢？发热时硬撑下去的做法是否安全，取决于你的年龄、基本健康状况以及发热的原因。虽然感染是最常见的原因，但炎症、自身免疫病（如克罗恩病或类风湿关节炎）发作、过敏、药物反应、疫苗、中暑，甚至是某些类型的癌症都会导致体核温度升高，引起发热，这些情况都需要就医，所以不确定时最好寻求医生的建议。

评估

通常，婴幼儿发热比成人发热更令人担忧，因为他们平衡热量损失与增加的能力还不完善，因此合理的做法是降低他们寻求医疗建议的门槛。如果你认为自己的体核温度可能升高了，那么首先你需要确认自己是否真的发热了。口腔温度计最可靠，但婴儿应该使用直肠温度计。不建议使用鼓膜温度计（耳温枪）或皮肤温度计，因为它们通常不准确。一旦确定你或你的孩子发热了，就不需要一遍又一遍地测量体温，除非伴随体征在发生变化，比如变得更加易怒、嗜睡、脖子僵硬或对光敏感。但再次强调，需要关注的重点不是发热，而是找出潜在的原因。即使发热没有加重，症状加重也可能需要引起注意。

低龄儿童

如果婴儿或年龄尚小的孩子发热了，但反应灵敏、警觉、与你有眼神交流、对你的声音有反应、喝水、玩耍，那么你可能无须担心，但有以下这些发热的情况时，应该电话咨询或者去看医生：

- 未满 3 个月的儿童，直肠温度为 38 摄氏度或更高
- 3~6 个月大的儿童，直肠温度高达 38.9 摄氏度，看上去反常地易怒、嗜睡或不舒服
- 6~24 个月大的儿童，直肠温度高于 38.9 摄氏度，持续时间超过一天，但无其他症状。如果出现其他症状

和体征（咳嗽、腹泻等），你可以根据症状的严重程度尽早打电话

- 发热，无精打采或易怒，反复呕吐，严重头痛或胃痛，或有任何其他引起明显不适的症状
- 被留在高温车厢里后发热，应立即就医
- 发热超过 3 天
- 发热，看起来无精打采，很少和你眼神交流
- 免疫系统受损或已有严重疾病的儿童发热

成人及大龄儿童

如果体温达到 39.4 摄氏度或更高，特别是如果伴有以下任何体征或症状，应立即就医：

- 严重的头痛
- 比较罕见的皮疹，尤其是迅速恶化的皮疹
- 对强光敏感
- 脖子僵硬，向前低头时疼痛
- 意识模糊
- 持续呕吐
- 呼吸困难或胸痛
- 腹痛或排尿时疼痛
- 惊厥或癫痫发作
- 免疫系统受损或者有严重疾病

治疗

发热会让你或你的孩子感觉很不舒服。虽然到现在为止，你可能已经相信不假思索地依靠药物恢复正常体温不一定是一个好主意，但你仍然会想减轻一些让你不舒服的症状。以下是一些你可以采用的基本方法，它们不会干扰你对抗病毒，但会让你感觉好很多：

补水。在发热伴有极度疼痛、剧烈头痛或者疲劳时，补水可能会让你感觉舒服一些。发热时，你的身体会通过皮肤散热以控制体核温度，这会不知不觉地增加水分流失，所以发热时几乎肯定伴随有脱水现象。确保你喝了足够多的水，以便经常排尿。（如果你的小便呈黄色，那么你肯定还处于脱水状态。）把 64 盎司作为最低摄入量，然后从这个量开始慢慢增加。你的口渴机制直到你严重脱水时才会启动，而且严重脱水时你很难喝到足够的水，因为发热还会抑制你的食欲，让你感到不那么渴。不要喝维生素水、运动饮料或其他混合饮料。这些饮料通常含有化学物质和甜味剂，会导致胃部不适和腹泻，而且补水效果不如普通水。如果你一定要喝一些有味道的东西，或者出了很多汗，你可以试试椰子水，它富含有益的电解质，在大多数超市都能买到，但要确保它没有添加其他成分。除了水之外，喝一点儿加盐的汤也有助于补充电解质。

休息。这应该很好理解。发热可能会迫使你放慢节奏，但休息可以让你的身体投入更多的资源，完成修复受损组织和对抗病原体这些重要工作。坐在或躺在一个光线偏暗的阴凉房间里，可以让你平静下来，有利于你休息。

保持凉爽。使用冷敷，吮吸雪糕，让房间的环境温度凉爽（但不冷），穿轻便的衣服或睡衣，身体发冷时不要使用厚毯子，这些都能帮助你避免过热，让你保持凉爽。坐在温水浴缸里或者用温水擦身体也能让你感觉更凉爽，能自然地将你的体核温度降低一两摄氏度。

等待。如果你最终决定服用退烧药，也应再等几个小时后服用。如果身体其他方面没有问题，等待可能会让你有足够的时间来增强你的免疫应答。

避免肠道渗漏

应对肠道渗漏没有灵丹妙药（要小心那些未经测试的补充剂"疗法"），但你肯定可以采取一些措施来帮助治愈炎症，恢复肠黏膜的完整性。这些措施的重点是去除有害物质，在肠道中添加有益菌，修复肠黏膜的损伤。

- 避免服用非甾体抗炎药、抗生素、类固醇和其他会损害肠黏膜的药物
- 结合抗炎饮食，杜绝或减少摄入精制糖、乳制品、麸质、酒精和人工甜味剂——肠道发生炎症时，有害食品会损害你的屏障功能。如果你正在努力修补渗漏的肠道，抗病毒肠道饮食计划中关于吃什么（和不吃什

么）的建议就是你需要遵循的

- 如果你正在努力提高短链脂肪酸的水平，以帮助保持肠黏膜的完整性，你不能只服用丁酸盐补充剂就认为万事大吉。实际上，你必须多摄入富含有益微生物的食物，这些有益微生物会产生短链脂肪酸。最简单的方法就是多吃植物纤维，这也是治疗肠道渗漏最有效的方法。你可以参考我的饮食计划，里面有很多关于如何吃绿叶类蔬菜和其他高纤维食物的建议，它们能促进肠道内有益菌的生长

- 别忘了吃一些发酵食品，比如酸菜和不含牛奶的开菲尔，它们能增加有益菌的比例，帮助保持肠上皮屏障的健康和完整

- 考虑添加含有大量促进健康的双歧杆菌和乳酸菌的强健益生菌。当结合饮食调整时，这些益生菌可以帮助恢复肠道菌群的平衡（关于如何选择益生菌，参见第12章）

- 通过鱼、亚麻、小麦胚芽和核桃等食物摄入大量必需的有抗炎作用的 ω–3 脂肪酸。它们是抗炎饮食的重要组成部分，因为你的身体不能自己制造它们。我建议从真正的食物而不是补充剂中获取大量营养，但如果过敏或鱼中的汞含量使你无法获取足够的 ω–3 脂肪酸，你可以服用 600~1 000 毫克的鱼油补充剂，其中含有一种 ω–3 脂肪酸——二十二碳六烯酸（DHA）。如果你不

喜欢食用动物产品，那么你可以用亚麻籽油、奇亚籽和马齿苋代替，它们含有植物性的 ω-3 脂肪酸——α-亚麻酸（ALA），你也可以选择服用 600~1 000 毫克的 ALA 补充剂

- 谷氨酰胺是一种氨基酸，你的细胞用它来制造蛋白质并作为能量来源。你的肠黏膜细胞是谷氨酰胺的热心消费者，一些研究证明谷氨酰胺有助于修复化疗和放疗后的肠道损伤，并可能对肠道渗漏有益（注意，我在这里强调了是"可能"）。人体研究中的安全剂量为每天 5~15 克

请记住，关于肠道渗漏我们仍在了解过程中，因此这些补充建议主要来自小型临床试验和轶事观察，并不是基于严格的科学研究。但它们都是非常合理的建议，副作用风险低，与饮食调整相结合，有助于改善肠道通透性。

现在，让我们从加强宿主防御过渡到强化我们的内在健康，以确保我们为对付病毒做好了充足的准备。

掌控大脑：放松，再放松

胃酸、黏液和完整的肠黏膜在保护你免受病毒感染方面至关重要，但一些你看不见的因素也同样重要，比如你的心理状态和睡眠状况。让我们来探索一些基于心理的方法，它们的重要作用一点儿也不亚于基于身体的方法。

减轻压力

在我的第一本书《肠道福音》(*Gutbliss*)中，我谈到了在我的办公室里兼职工作的生物反馈治疗师艾米丽·帕尔曼。她通过她的"放松魔法"，帮助我的病人治疗严重的自身免疫病（如克罗恩病和溃疡性结肠炎），也帮助那些患有食管痉挛、便秘、腹胀和其他胃肠道疾病的人，让他们安静下来，让他们的呼吸和心率进入平静协调的节奏。我注意到在这些病人身上发生了一些戏剧性的变化，不仅他们的胃肠道症状得到改善，他们对生病这件事也变得更加适应了。他们的应激反应得到优化后，咳嗽、感冒、流感和病毒性肠胃炎都不那么常见了。虽然我们知道从理论上讲有这样的效果，但看到它在我的病人身上真实地表现出来，还是令人赞叹不已。我很高兴能在本章与你分享这样一些基于心理的抗病毒方法。

为了改善应激反应，首先你需要了解是什么触发了它，让我们快速回顾一下这方面的知识。你的神经系统分为中枢神经系统和周围神经系统。中枢神经系统由大脑和脊髓组成。周围神经系统包括除大脑和脊髓外的所有神经，分为躯体神经系统和自主神经系统。躯体神经系统负责随意动作，如移动胳膊和腿。自主神经系统控制自主反应，如心率、血压、呼吸和消化过程，是神经系统中与应激反应关系最密切的部分。它进一步分为交感神经系统和副交感神经系统：交感神经系统控制在遭遇威胁或感知到危险时的或战或逃反应，而副交感神经系统负责让你的身体恢复平静状态。简言之，你的交感神经系统让你兴奋起来，副交感神经系统则让你平静下来。我们的目标是确保你的副交感神经通路（它会引导你进入一种舒适、放松的状态）比交感神经通路（它会让你兴奋起来，准备战斗或逃跑）更活跃。

应激性事件会激活让你战斗或逃跑的交感神经系统。由于压力会极大地损害你的免疫系统，使你更容易受到病毒的攻击，因此提升心理弹性不仅需要控制压力，还需要你弄清楚如何降低你的交感神经系统的活跃程度。

相信自己拥有的力量

对大多数人来说，（不好的）慢性压力是潜意识的，不是你可以主动打开或关闭的，但你能控制你的反应，有意识地创造一种更健康的方式来应对压力。大多数压力都是由情境决定的，但不同的人对相同压力源的反应不同。即使你是终极的控制狂，遇事很难放手，你也可以训练自己（就像你学习打网球、骑自行车或弹钢琴一样），改变对应激性环境的反应。经过足够的练习，你真的可以成为这方面的好手。由于我们的世界正变得越来越混乱（传染病的威胁越来越严重），磨炼你的"放松反应"是一项明智的投资。除了时间和精力，它不会花费你任何东西。我将在本章后面详细解释什么是放松反应，并就如何实现给出具体的建议。

虽然有些人似乎天生就比别人更放松、更冷静，但感到压力和焦虑主要是一种习得性行为。它们是观察世界和对刺激做出反应的方式，会根据周围的人和环境来接受和模仿刺激。我们也可以选择不习得，或至少让它们重新定向。即使你一直是一个焦虑的人，或者来自一个压力很大、焦虑紧张的家庭，你也可以做出改变。就像给自己吃有营养的食物、确保身体里有足够的水分和定期锻炼一样，优化你的应激反应这个小小的举动，也会产生很大的影响。健康的应激反应会产生健康的免疫应答，健康的免疫应答又会产生健康的抗病毒反应。这一切都是彼此关联的！

减压的一般原则

下面是一些如何减压的指导方针，可以帮助你摆脱压力：

创建社区联系。社会隔绝是慢性压力的一个主要风险因素，特别是老年人，他们更容易发生社会隔绝的问题。找一个团体，例如读书会、跑步小组、园艺俱乐部、步行小组、集会等，可以是任何能把你和其他人联系起来的活动（最好是建立面对面的联系）。你不一定要和他们成为好朋友。研究表明，只要和别人在一起，即使你不认识他们，对减压也大有好处。你如果想取得更好的效果，可以和其他人一起去户外锻炼。与仅参加上面列出的一项（或两项）活动相比，再做到和其他人一起在大自然中锻炼有特别好的增效作用。

打破恶性循环。有些人通过酗酒、狂吃垃圾食品、熬夜或吸毒来缓解压力，而所有这些都会让你更容易感染病毒。尽管你可能认为这些活动有助于放松，但它们都会增加你的长期压力，并导致健康恶化的恶性循环。你如果正在与任何上瘾或有害行为做斗争，可以考虑寻求互助小组或治疗计划的帮助。

把压力抛在脑后。学会在应激情境结束后把它抛到脑后，这是一个重要的应激管理工具。轻装前进说起来容易，做起来难，但本章介绍的放松技巧和练习可以帮助你完成转变。

做一点儿小改变。没有必要为了找一个完美的减压方法，而让自己承受更多的压力。找到一些对你有用的事情，即使是很小的事情，比如到户外坐几分钟、不看手机、做几次深呼吸，或者安静地喝一杯茶，并试着坚持下去。这样做的目的是，一段时间以后，当你做这项活动时，你会形成一种自动反应，它会向你的大脑和身体发出信号，告诉你该放松了。

远离科技产品。关注那些不需要手机、电脑或应用程序的技术，这样你就不会依赖科技产品，也可以避免分心。可以在网上探索正念、冥想、深呼吸、瑜伽等活动，但目标应该是戒掉电子设备，学会独立练习。

药物不能解决问题。 没有任何一种"快乐药丸"能让你减轻压力，而不产生严重的副作用。医生治疗焦虑和压力时常开的苯二氮䓬类药物，如安定、阿普唑仑、氯硝西泮和劳拉西泮，会提高大脑中神经递质 γ-氨基丁酸（GABA）的水平，它具有镇静和镇定的作用。但是，除了容易形成习惯和滥用、依赖及需要加大剂量的风险很高，这些药物还会导致认知障碍、嗜睡、运动协调问题和遗忘症。当你停止服用这些药物时，情况会变得更糟，恐慌和焦虑会反弹，甚至有可能比最初的症状更严重。

做一些让你感觉良好的事情。 如果有一项你喜欢做的活动，比如徒步旅行、遛狗、阅读、听音乐、画画，或者任何其他不涉及科技、让你感到快乐和放松的活动，那就把它融入你的日常生活，试着每天都抽出时间做，或者只要觉得需要就去做。你不必采用下面列出的更传统的减压方法，只需要让你的心理和身体感觉良好即可。

正如你所看到的，减压的方法多种多样，但有一种行之有效的方法已经存在很长一段时间了，它只改变一个关键的东西，那就是你的反应。

放松反应

放松反应是 20 世纪 70 年代心脏病学家赫伯特·本森在哈佛

医学院普及的一种减压方法，但几百年来多种宗教传统和文化都用这种方法来改变意识状态。放松反应通过放慢呼吸、放松肌肉和降低血压，让你的身体进入一种深度休息的状态。它可以改变你的身体和情绪的应激反应，可以通过多种方式引发，包括冥想、瑜伽、太极、气功、引导性想象法、呼吸疗法、祈祷和渐进式肌肉放松。放松反应的目标是降低交感神经系统的活跃程度，激活副交感神经系统，从而使你放松。但具体要怎么做呢？

呼吸重点（breath focus）是引起放松反应的最简单的方法之一，那么多减压方法都以呼吸为中心也是出于这个原因。

练习呼吸重点

呼吸重点强调要缓慢地深呼吸，可以帮助你摒弃杂念，避免分心。下面是一个简单的呼吸练习，无须使用任何设备，就可独自完成：

找一个安静舒适的地方躺下，一只手放在胸部，另一只手放在腹部。慢慢吸气时，下面的手向上、向外移动，上面的手和双肩保持相对静止。呼气时，下面的手收回。（如果你觉得这样做有困难，可以在腹部放一袋 5 磅重的大米，这样你就能感觉到呼吸应该在的位置。）现在，用胸部而不是腹部做一次缓慢的呼吸，注意脖子、双肩和背部的紧张感。现在呼气，将紧张感释放出来。注意紧张感与胸式呼吸，以及它与膈式呼吸时的放松感之间的关系。所谓膈式呼吸，就是呼吸时腹部起伏，而上半身保持静止。

- 吸气，慢慢数到 4（腹部鼓起）
- 呼气，慢慢数到 6（腹部收缩）
- 可以稍作调整，以感觉舒适为宜。例如，吸气时数到 3，呼气时数到 5

不管数到几，你的关注点都应该放在呼气上，确保呼气的时间比吸气长一两秒钟。一旦你掌握了上面的步骤，就可以把控制呼吸的常规练习融入日常生活。闭上眼睛，以舒服的姿势坐好。将深呼吸与平静积极的想象和一个能帮助你放松的关键词或短语结合起来。每天练习两次，每次 10~20 分钟，最好是每天在同一时间练习，以便建立仪式感，形成习惯，并真正地感受到身体应激反应发生的变化。

这种呼吸疗法还有一个好处：它能将富含氧的空气引入肺下叶，促进肺扩张，还能改善脑氧合。如果你最终感染病毒，这些都有助于预防并发症。

我提到过，训练你的应激反应不应该侧重于技术，但下面这些应用程序和设备可以作为训练工具，帮助你进行有效的减压练习：

- 压力温度计，用于评估你的血管是否放松和扩张
- HeartMath 训练器，用于测量心率变异性
- 冥想应用程序，例如 Insight Timer 和 Headspace
- 呼吸应用程序，例如 Calm 和 EZ-AIR PLUS

控制应激反应不仅对大脑有好处，也是你的抗病毒策略中非常重要的一个部分，因为优化应激反应就能优化免疫应答。你知道还有什么对免疫应答有好处吗？答案是睡个好觉。说到实现提高抵抗力、增强恢复能力和改善针对病毒的疫苗效果这三个目标，更加放松和好好休息是一个动态组合。我们看看如何才能好好睡一觉。

睡一会儿吧！

尽管我们都知道晚上睡个好觉很重要，但很多人都没有睡好，第二天仍能挺过去。如果你经常这样做，你就会习惯性地感到疲倦、迟钝和烦躁。你会觉得这是你应该有的感觉。为了真正了解（不仅仅是作为一种知识，而且是从心理和身体两个方面去了解）有规律的充足休息对你有什么好处，有必要在几周内保持睡眠规律，一直达到你的睡眠目标。只有当你不感到疲劳、迟钝和烦躁的时候，你才会逐渐明白自己错过了什么。良好的睡眠不仅仅是感觉（和看起来）更好，还是一种有效的抗病毒策略，它会让你的免疫系统和整个身体做好保护你的准备。

与慢性压力类似，大多数人睡眠不好是由于交感神经系统过度活跃。你的大脑就像一台不会停止运行的电脑，保持开启状态，即使你试图关闭它，它也会阻止你进入睡眠模式。没有什么捷径或妙招可以取代晚上睡个好觉的效果，你必须真的投入时间去休息。睡眠的美妙之处在于，即使你睡眠不好，它也是你力所能及的。

　　我把如何在夜间获得平静的睡眠以恢复活力的建议分为 5 个不同的类别。这些指导原则你遵守得越多，你就越有可能改善睡眠，但也不需要一下子全部做到位。从你感觉最简单和最容易完成的开始，然后在此基础上逐步增加。当你一整天都不觉得困或累，大多数情况下醒来后都感觉神清气爽时，你就会知道你的睡眠习惯奏效了。就像锻炼和均衡饮食一样，晚上睡个好觉也需要练习，但你的努力会换来终生的健康舒适，还会增强对病毒感染的抵抗力。

培养习惯

　　（1）**放松**。如果你的睡眠紊乱，很有可能是你的交感神经系统由于担心、压力和焦虑而过度运转。所以，要建立一种睡眠仪式，帮助你摆脱困扰你的事情，让你有心情休息，这是恢复睡眠的关键。睡前一个小时可以做的放松仪式包括洗澡、冥想、喝花草茶、读书、与家人谈论一天的事情，或者听舒缓的音乐。随着时间推移，这种习惯会向你的大脑和身体发出停止工作的信号，入睡和保持睡眠就会变成一个自然而然的过程。

　　（2）**保持规律**。24 个小时的昼夜节律是你的生物钟，它在很大程度上依赖于规律性和可靠的时间安排。在固定时间睡觉、起床不仅会增加你的睡眠时间，还会提高睡眠质量。即使你真的觉得很累，按平时的时间起床也比为了弥补晚睡而不断改变起床时间要好得多。记住，规律胜过时长，所以不要试图通过周末多睡一会儿，以弥补工作日睡眠不足，偿还睡眠债务。这不会缓解疲劳，让你变得更精神，只会让你在晚上更难入睡。制定一个完美的睡眠时间表，并试着每天坚持下去。

（3）**写到纸上**。列出待办事项和你关心的任何其他事情，把担忧和焦虑的事情写到纸上，可以帮助你解放大脑，让你的交感神经系统放松下来。这会帮助你更快地入睡，并且醒来后能再次入睡。把纸放在床边，如果你晚上醒来后感到焦虑或担心某事（或者是有一个重要的想法），把它写下来，然后接着睡。

（4）**关掉电子设备**。电子设备本身就能激发你的兴趣，而它们所提供的内容还能导致你的交感神经系统更加活跃，使你远离宁静的睡眠。睡前至少一个小时不要使用手机、电脑和平板电脑等电子设备。如果看电视能让你放松并且不会那么兴奋，稍微看一会儿也是可以的，但要确保不在卧室看电视。

（5）**避免冲突**。恐怖电影、令人不安的书籍或播客，或者在睡觉前争吵也会激活你的交感神经系统，制造额外的压力和担忧，让你更难放松下来。睡前尽量避免任何会增加额外压力的事情。

（6）**避免小睡**。白天你的大脑会聚集腺苷等睡眠压力化学物质，帮助你在晚上入睡。小睡会降低腺苷的水平，缓解部分睡眠压力，增加晚上的入睡难度。如果你晚上难以入睡，那么你应该将白天的小睡时间控制在 30 分钟以内，最好是在午餐时间之前，或者你可以完全避免小睡。

（7）**出汗**。科学证明，定期锻炼是缓解压力和焦虑、促进良好睡眠卫生的最佳方法之一。中等到剧烈程度的运动会减少入睡时间（睡眠开始阶段）和减少你晚上躺在床上睡不着的时间，从而提高睡眠质量。锻炼有助于减少白天的困倦，让你在晚上更容易入睡。但请记住，剧烈的体育活动也可以提高内啡肽的水平，这不仅会让你感到快乐，还可能让你的头脑更清醒。为了给你的内啡肽水平下降留出时间，锻炼时间不宜太晚，至少在睡前2个小时完成锻炼。

（8）**睡够时间**。再看看前面指南中按年龄划分的推荐睡眠时间。你会注意到每个年龄组都有一个适宜的睡眠时间范围。把你的睡眠目标设定为范围内较高的，而不是较低的数字。记住，你应根据实际睡着的时间来计算睡眠时间，而不是从上床开始统计。虽然这些都是基于科学研究和临床数据的建议，但总有一些异常者，他们的睡眠时间一直低于建议的睡眠量，身体机能却仍然正常，而且身体健康。如果你是减少睡眠也一切正常的人，那么你永远不会知道自己是否可以变得更好，除非你尝试获得更多的睡眠。

改善环境

（9）**保持凉爽**。你的大脑和身体的温度必须降低几摄氏度才能入睡，在阴凉的房间比在炎热的房间更容易入睡就是这个原因。宁可让你的卧室稍冷一些，让你在钻进被窝的时候感觉有点儿冷（19.4~20摄氏度）。如果你不喜欢冷的感觉，那就多穿一点儿，上床几分钟后或开始犯困时再把它脱下来。

（10）**让房间暗下来**。你的大脑感受到的光线越少，它释放的褪黑素（睡眠激素）就越多。使用遮光窗帘或厚窗帘，甚至是在窗户上盖一条毯子，都可以减少通过视神经传输到大脑的光量，增加褪黑素的分泌，从而帮助你在晚上睡得更好。

（11）**让光线照进来**。早上，让阳光或明亮的灯光照进你的房间，这样你的大脑就能感受到更多的光线，知道是时候关闭褪黑素分泌，应该保持清醒了。

（12）**让血管舒张**。这可能违反直觉，但是在你洗完热水澡走出浴室之前，因为血管舒张和热量通过你的手脚转移出你的身体，你的体核温度会下降。这是一个帮助你在睡前放松和降温的好方法，但要确保水温不宜过热。

（13）**盖厚一点儿的被子**。厚重的毛毯可以帮助你的神经系统平静下来，让你在床上更有安全感。但要确保厚重的被子不会导致过热，否则会把你弄醒，让你更难入睡。

（14）**不在卧室里做与睡觉无关的事情**。不要让手机、电脑、平板电脑或电视进入卧室，这样可以帮助你避免在睡前使用它们，也可以帮助你把床与睡眠，而不是与工作、娱乐或社交媒体联系起来。

（15）**清理杂物**。你有没有注意到，当你走进一个设备齐全的酒店房间时，你会感到平静？除了舒适的床上用品和精心设计的照明外，大多数酒店房间都很整洁。床头柜上没有成堆的书，角落里没有成堆的衣服，也没有应该放到鞋柜里的鞋。为了获得一个平静、宁静的睡眠环境，你的卧室里尽量不要放东西。

（16）**喷洒精油**。薰衣草精油是最受欢迎的精油之一，通常用于放松和睡眠。研究表明，薰衣草精油不仅可以帮助你入睡，还可以提高休息的整体质量。睡前约1个小时喷。

调整饮食

（17）**吃点儿色氨酸**。色氨酸是人体不能产生的一种必需氨基酸，必须从饮食中获取，主要是从动物或植物蛋白中获取。色氨酸是褪黑激素的关键成分，要确保你摄入足够的富含色氨酸的食物，包括花生、南瓜、芝麻、鸡肉、蛋、鱼、火鸡、豆腐和未加工的非转基因大豆。

（18）**尝试一些发酵食品**。发酵食品，如酸菜、泡菜和腌菜，都可以改善你体内微生物群的健康状况，有助于提高血清素水平，促进褪黑素的产生。

（19）**避免咖啡因**。咖啡因的半衰期是几个小时，所以过了中午就不要喝任何含咖啡因的饮料，或者彻底戒掉。尽管你可能认为下午或晚上的咖啡因对你没有影响，但研究表明它会影响所有人的睡眠质量。

（20）**限制饮酒**。酒精不会让你犯困，它只会让你镇静，镇静和睡眠不是一回事。酒精是睡眠的主要干扰因素，所以你如果想建立良好的睡眠习惯，就必须少喝或避免喝酒。即使喝酒，也要限量，睡前2个小时内喝酒不超过1瓶。微醺或醉醺醺地上床睡觉，当晚睡眠质量肯定很差。

（21）**喝一点儿樱桃汁**。即使是不加糖的果汁，也被我列入应该避免的饮料清单。如果你想减少酒精摄入量，酸樱桃汁是一个很好的替代品。酸樱桃不仅能模拟红酒的口感和味道，还含有色氨酸和花青素，这两种化合物有助于身体产生褪黑素，并延长其效果。研究表明，补充酸樱桃汁可以提升褪黑素水平，有助于改善睡眠质量、延长睡眠时间。在一项研究中，患有失眠症的参与者连续 2 周每天喝 16 盎司的酸樱桃汁或等量的安慰剂汁，睡眠时间平均增加 80 分钟。有趣的是，缬草和褪黑素是被研究得最多的有治疗失眠效果的天然产品，而酸樱桃汁缓解失眠的效果即使并非更强，但也不会弱于它们。

（22）喝茶。研究发现，甘菊茶和西番莲茶有助于睡眠，每晚作为睡眠仪式喝一杯也能起到舒缓作用。养成睡前喝花草茶的习惯，可以成为你放松信号机制的一部分。

（23）早点儿吃晚饭。消化是一个积极的过程，它能刺激你，让你保持清醒。临睡前吃东西也会导致烧心，这对睡眠非常不利。尽量在睡觉前至少 3 个小时吃完晚餐，如果你容易在半夜醒来，就不要在晚上吃大餐。

（24）尽早补充水分。在睡觉前尽早摄入大部分水分，这样你就不会在晚上多次醒来排尿。确定补水截止时间需要反复试验，这取决于膀胱容量、年龄和其他一些因素，但要注意你是否在晚上起床排尿，并相应地增加你补充的水分。

身心兼顾

（25）冥想。正如我们在前文讨论压力的时候说过的，冥想练习是非常有效的缓解担忧和焦虑的方法——担忧和焦虑会激活交感神经系统并导致压力和失眠。作为每天放松活动的一部分,你可以从 10 次缓慢的深呼吸开始,然后看看你是否可以在睡前进行更长时间、更深入的练习。

(26)**拉伸。**睡前轻微拉伸可以帮助缓解我们身体上和情绪上的紧张。睡前完成 5~10 分钟的拉伸,同时缓慢、轻松地呼吸,可以帮助你的交感神经系统平静下来,让你身心放松,为睡眠做好准备。

(27)**慢慢地改善。**不要让不良睡眠习惯带来的焦虑和压力进一步扰乱你的睡眠。循序渐进的小改善,比如提前 30 分钟上床睡觉或睡前不玩手机,会有巨大的影响,所以专注于慢慢改善,日积月累,就会有很大的不同。如果你某天晚上睡得不好,别放在心上,第二天努力做得更好。

(28)**服用药物要小心。**你可以短期服用少量的褪黑素,比如在出国旅行期间,但不建议长期服用。研究表明,褪黑素可以帮助你把入睡时间缩短约 7 分钟,使你的总睡眠时间增加约 8 分钟,这些都是非常微小的改善。由于美国食品和药物管理局认为褪黑素是一种膳食补充剂,因此美国没有官方的褪黑素剂量指南,但剂量在 0.5~5 毫克似乎对大多数成年人都是安全的。如果你要使用它,应该在睡前约 1 个小时服用。处方药呢?尽管人们很容易认为处方药可以帮助你睡个好觉,使你早上醒来神清气爽,这却是异想天开。大多数助眠药不能让你恢复睡眠,而且会使你隔天昏昏沉沉、疲惫不堪。其中,很多药长期服用还会导致认知能力下降。

现在，你知道了该吃什么、喝什么、应该做多少运动，还掌握了加强宿主防御的方法、减压技巧以及晚上睡个好觉的秘诀，接下来我们谈谈一些你可以添加到抗病毒工具箱中的环境因素。

回归自然：新鲜空气、森林浴和泥土

18 世纪有一句著名的谚语："每个人到死前都吃了一杯土。"意思是人一生肯定要忍受一定数量的不愉快。土代表的是不愉快的事情，但如果可以证明，土并不是令人不快的东西，而是健康生活的必要成分呢？让我们进一步接触大自然，了解沾上一点儿泥土是如何帮助你免受病毒感染的。

走到户外

新鲜空气和阳光不仅能让你感觉更好，还能让你更好地对抗病毒。2019 年发表在《医院感染杂志》上的一篇综述强调了一个多世纪前的观察结果，以及它在 1918 年西班牙流感大流行期间的应用。这是一种被称为空旷因素的现象，定义是"室外空气中可以降低病原体存活率和传染性的杀菌成分"。换句话说，待在户外可以保护你免受传染性生物的侵害。空旷因素已被证明可以降低有害细菌（如大肠埃希菌）及病毒（如流感病毒）的存活率和传染性。事实上，在抗生素问世之前，露天疗法是治疗肺结核等传染病的标准疗法。在西班牙流感大流行期间，用露天疗法将室内康复病人搬到户外新鲜空气中之后，死亡率从40%降低到了13%。

除了阻止病毒，经常在户外活动也有助于增强免疫系统。在户外起到帮助作用的不仅仅是新鲜空气。2019年的一项研究表明，日照水平与流感传播呈负相关。阳光是维生素D的主要来源，而维生素D在优化我们的免疫力方面起着关键作用。2016年发表在《自然》期刊上的一项研究发现，除了有产生维生素D的能力，阳光实际上还能"激励"T细胞（对抗感染的免疫细胞），优化它们对病原体的应答。

你可能想知道，在被鼓励隔离、居家期间如何利用空旷因素。以下是一些建议：

- 如有可能，尽量多待在户外，包括后院、前院、屋顶或公园
- 去人少的地方远足、散步、骑自行车或跑步
- 可以的话，步行去办事
- 如果不能出门，那就打开窗户，让新鲜空气和阳光进来
- 增加室内的通风来模拟户外环境的空旷因素

新鲜空气和户外时间不仅对你的免疫力很重要，在社交活动较少的时候，它们对你的心理健康也至关重要。尝试每天至少花一个小时走到户外或接触新鲜空气，如果条件允许，可以多花

一点儿时间。

拥抱树木

花时间到户外呼吸新鲜空气，置身于树木和大自然之中，这被日本人称为"森林浴"，与降低血压，促进心血管系统健康，缓解焦虑、抑郁和疲劳，提高舒适感、幸福感和创造力有非常密切的联系。森林浴也被临床证明可以加速病后恢复。置身林间带来益处的机制之一是增加我们免疫系统中对抗癌症和感染的自然杀手：免疫细胞。一项发表在《生物调节剂与体内平衡剂杂志》上针对健康男性的研究表明，在日本东京郊区的森林公园散步两个小时后，杀伤细胞的数量和活性都有所增加，而且应激激素（皮质醇和肾上腺素）的水平也在整整一周时间里相应地下降。

2019 年发表在《自然》期刊旗下《科学报告》上的一项针对两万人的研究发现，每周至少在大自然中度过两个小时与报告健康舒适感增强密切相关。其他研究也同样表明，置身大自然会缓解炎症，增强免疫力。

尽管知道大自然对你有好处，但你可能仍然很难花足够的时间置身于大自然中。[每个人每天平均要把半天的时间（也就是整整 12 个小时）用在媒体或电子设备上，在青少年和千禧一代中，这一数字甚至更高。]森林浴包括只是简单地走到林地或森林区域（城市居民可以去公园），但如果不习惯，你可能会觉得森林里有点儿吓人。以下是英国林业组织为初学者提供的一些建议：

- 关掉电子设备，尽量放松自己，专注、用心地体验森林给你的感受

- 放慢速度。慢慢地穿过森林，这样你看到和感受到的会更多

- 深深吸气，使之直达腹部。将呼气时间延长到吸气时间的两倍，向身体传递放松信号

- 停下脚步，或站或坐，用鼻子感知周围的环境。你能闻到什么？

- 运用所有的感官来观察周围的环境。森林环境给你的感觉如何？注意观察，捕捉大自然的细节

- 静静地坐着，用心观察；尽量避免思考你的待办事项或与日常生活相关的问题。使用这种方法的话，野生森林中的栖息者数量之多可能会让你惊讶不已

- 睁大眼睛。自然的颜色有舒缓作用，研究表明，人们在看到绿色和蓝色时最放松

- 能待多久就待多久。从感到舒适的时间限度开始，逐渐增加到建议的两个小时，以获得完整的森林浴体验

接触泥土

土壤在人类微生物组演化中至关重要，为我们提供了有益的肠道微生物、营养物质、基因和维持生长的分子。遗憾的是，我们与土壤的接触已经大大减少，再加上现代生活方式和

次优饮食，导致我们体内土壤的生物多样性减少，并对健康造成影响，包括免疫系统能力下降。好消息是，与土壤微生物的密切接触有助于补充我们的微生物组。如果同时减少畜产品和奶制品的摄入，并食用更多种类的未经加工的有机植物，效果会更好。

除了花更多的时间走到户外、走进大自然，还有一些需要注意的事项，能让更多的泥土进入你的生活：

- 如果可能，直接去田间地头购买食物
- 考虑养一只狗、猫、兔子或其他宠物，它们会给你的房子带来一些泥土；养宠物的孩子感染更少，需要的抗生素也更少
- 让你的孩子接触泥土，在地上玩（这对大人也有好处）
- 考虑减少洗澡次数
- 建一个园子，让你的双手接触泥土。让你的免疫系统暴露在土壤中的数万亿微生物面前，是打理好肠道花园的有效办法
- 打开窗户。让大自然和气雾化粉尘进入室内，会改善室内微生物的健康状况和多样性
- 在屋子里种一些植物，以增加土壤暴露

停止过度消毒

你在日常生活中的行为对你的肠道屏障要么有加强效果，

要么会削弱它。你可能无法改掉每一个潜在的坏习惯或做法，但意识到风险并努力减少这些行为，结果会有所不同。随着病毒威胁迫近，我们可以在保护自己免受新冠病毒等微生物的侵害和不过度使用某些产品（以免过度耗损身体中有助于保护我们的必需微生物）之间取得良好的平衡。下面就如何实现这个目标提供一些建议。

扔掉消毒洗手液

含有 60%~80%酒精的洗手凝胶可以有效地破坏冠状病毒的外层，但许多洗手液也含有有害成分，如三氯生、邻苯二甲酸酯、甲醇和对羟基苯甲酸酯，这些成分会破坏你的微生物组。如果有必要，我完全支持使用含酒精的洗手液（一定要把凝胶擦遍双手，包括指缝），但用肥皂和温水大力洗手应该是你的主要防御策略，因为在彻底清除皮肤上的病毒这个方面，肥皂比洗手液更有效。

肥皂含有洗手液所没有的特殊物质，那就是"肥皂分子"，它兼具亲水和疏水的特性。当与水接触时，肥皂分子中亲水的部分指向外，可以溶解脂质。幸运的是，冠状病毒被包裹在脂质外层中，用肥皂洗手时脂质外层会被破坏。肥皂还能溶解将新冠病毒连接在一起的弱键，杀死病毒并将它们从你的手上清除。我建议在疫情防控期间用纯天然肥皂和温水彻底洗手 30 秒，这是保持双手清洁的黄金标准。抗菌肥皂效果怎么样呢？纯属浪费时间，因为抗菌肥皂杀死的是细菌，而不是病毒。

这里有一个简单有效的配方，你可以在家里自制健康皂液：

材料

1 杯蒸馏水

1 杯橄榄油皂液

20 滴茶树精油

方法

将水加入皂液器（可以利用家中现有的皂液器），然后加入橄榄油皂液和茶树油。每次使用前，摇晃皂液机。如有需要，可以像普通洗手液一样经常使用

这里有一些额外的注意事项，可以帮助你在不必回归洞穴生活的情况下保养微生物：

- 用氯过滤器过滤洗澡水和饮用水，因为氯会破坏你体内微生物组中的重要菌种
- 坚持使用由有机非合成油制成的温和无菌肥皂，并且只少量使用在腹股沟和腋下等湿润部位，而不是用于其他部位的皮肤
- 在洗手间准备一个坐浴盆，以便清洗下身，而不必清洗整个身体
- 选择用精油而不是酒精制成的香水
- 经常出汗——经常运动的人的肠道细菌多样性保持得更好

- 用 1/2 杯白醋、4 杯水、12 滴茶树油和 12 滴薰衣草精油混合，制作你自己的天然家用清洁剂。将这些材料装进喷雾瓶中，使用前摇匀
- 不要在你的身体上使用你不希望它进入体内的东西。坚持使用含有简单食品级成分的皮肤和头发护理产品，如椰子油、乳木果油和鳄梨油
- 不要使用含有石油产品、食品药物和化妆品染料、香精、对羟基苯甲酸酯、邻苯二甲酸酯、十二烷基硫酸钠（月桂醇硫酸钠，SLS）、月桂醇聚醚硫酸酯钠（SLES）、三氯生、三乙胺或其他有害化学物质的肥皂、清洁剂或保湿霜
- 不要使用含有 SLS 或 SLES 的洗发水、护发素或肥皂，它们会使你的皮肤和头皮更敏感，更容易渗透毒素
- 不要使用含有酒精的香水，因为酒精会伤害皮肤上的微生物
- 不要使用抗菌肥皂和抗菌产品
- 不要使用漱口水，它会破坏口腔中的微生物生态系统

大自然绝对是一剂强效良药，到户外去，稍微接触一点儿泥土，对你的微生物组和免疫系统有奇效。对抗病毒时，如果使用真正的药物，效果会怎么样呢？哪些药物会增强你的抵抗力，哪些药物需要多留心呢？在下一章讨论治疗时，我会讲到这些内容。

谨慎用药：如非必需，请勿依赖

相信每一种疾病都有药可治的想法非常诱人。不过，虽然药物在许多疾病中发挥着重要作用，但是当涉及生态失调时，它们不仅没有疗效，反而常常是导致问题的原因。随着病毒性疾病的威胁变得越来越大，是时候仔细看看你药箱里的一些常用处方药了，它们可能会让你处于危险之中。现在，同样是了解益生菌和补充剂在改善肠道健康方面的益处和局限性的好时机。接下来，我们深入研究这些治疗方法。

重新整理药箱

治疗学的发展是为了帮助我们解决问题，但在解决一个问题的同时，它们往往会制造出其他问题。说到保护肠道微生物的健康，并不是所有药物的效果都一样。你需要知道哪些药物最成问题，并尽可能避免使用它们，特别是在你已经有了肠道生态失调的风险因素的时候。显然，抗生素应该位列榜首，但许多其他药物（包括处方药和非处方药）都可能对你的微生物组造成严重破坏，使你更容易感染病毒。所以，最好的经验法则是，不到万不得已，不要服用药物。在这一节中，我将介绍最成问题的那些药物。除了告诉你应该避免使用哪些药物，我还会告诉你应该咨询医生的一些重要问题，并建议你应该服用什么药物。

抗生素

我将重点介绍抗生素，因为它们是最常被过度使用的药物之一，也是对人体微生物组危害最大的药物。很难让人们相信抗生素其实会让他们更容易感染，因为抗生素是用来治疗细菌感染的，但反复使用实际上会让病原体变得更强。这是怎么回事呢？细菌通过多种方式在抗生素的攻击中幸存下来：它们可以变异并变得免疫；它们可以产生中和抗生素的毒素；它们还可以从附近的细菌那里获取耐药基因来保护自己。耐抗生素的"超级细菌"，例如耐甲氧西林的金黄色葡萄球菌，每年在美国造成数千人死亡，并导致数百万人患病。事实上，每年死于抗生素耐药性感染的美国人比死于谋杀和车祸的总和还要多。

如果你在并不真正需要抗生素的时候频繁服用抗生素（比如痤疮，鼻窦、尿道或皮肤的轻微感染等慢性炎症，这些感染无须任何治疗就会自动痊愈），那么你最终可能会复发感染（通常情况下更严重），原因有两个：（1）产生了耐药的超级细菌；（2）破坏了你体内必需的健康细菌，而你需要这些细菌来帮助赶走病原体。

抗生素对病毒（包括新冠病毒）完全无效——我再强调一遍，无效！它们实际上会让你更容易感染病毒性疾病。抗生素可能只在一种情况下对病毒感染有帮助，那就是你同时也有细菌感染——这可能是病毒引起的呼吸道细胞损伤导致的。谁最有可能感染细菌？答案是所有微生物多样性低和/或因以前使用抗生素而使得身体里有稳定的耐药超级细菌的人。

记住，健康、平衡的肠道微生物组是你对抗病毒的最有力武器，所以在服用抗生素之前认真考虑是否有替代方案，这对创造和维持抗病毒肠道至关重要。

需要咨询的问题

被感染后，你肯定希望尽量让自己感觉舒服一点儿。但是，服用抗生素不应该成为一种本能反应，而是应该在与医生仔细讨论利弊后再做出的选择。以下是5个需要咨询的重要问题：

1. 这些抗生素是绝对必要的吗？

2. 医生开这些抗生素，是治疗感染还是治疗炎症？

3. 如果是对付感染的，那么它是用来治疗还是预防活动性感染的？

4. 培养或拭子的结果是否表明这种抗生素是有效的？

5. 这种感染在不使用抗生素的情况下自行痊愈的可能性有多大？

可能的替代方案

当然，完全避免使用抗生素是我们的目标，但如果无法避免，你还可以向医生咨询下面这些可选方案，它们会减少对你的微生物组的损害：

- 使用青霉素等窄谱抗生素，它们杀死的微生物会少一些
- 缩短抗生素疗程（由 7~10 天改为 3~5 天）
- 使用对全身影响较小的局部抗生素制剂，如霜剂、软膏或滴剂

如果必须使用抗生素，怎么办?

你的微生物组会受到抗生素的打击，但在使用抗生素期间及之后，如果能为你的肠道和微生物提供支持，就仍有可能减轻一些损害。以下 8 个方法有助于最大限度地减少微生物的损失，并促进快速再生：

1. 在使用抗生素期间和之后服用益生菌

尽管益生菌不太可能完全逆转抗生素的损害，但一些研究已经证明了益生菌在减少抗生素相关性腹泻（AAD）和艰难梭菌相关性腹泻等副作用，以及帮助肠道恢复方面的作用。你应该在使用抗生素的同时使用益生菌，但每次服用益生菌的时间应该与使用抗生素的时间尽可能隔开。例如，如果你每天早上 8 点和晚上 8 点使用两次抗生素，那么你应该在下午 2 点服用益生菌。在抗生素疗程结束后，你还应该在至少一个月的时间里继续服用益生菌。效果最好的益生菌是含有各种乳杆菌和双歧

杆菌的益生菌。

2. 要求使用窄谱抗生素

窄谱抗生素影响的细菌范围较窄，可以最大限度地减少对微生物组的损害。尿液、粪便、痰液、血液、皮肤或其他身体部位（取决于感染的类型和位置）的培养和敏感性结果可以揭示有哪些细菌，以及它们对哪些抗生素敏感，因此医生可以选择有效的窄谱抗生素，放弃那些会不必要地杀死额外必需细菌的广谱抗生素。理想情况下，在开始治疗之前，你应该拿到培养结果，让你知道感染是否对服用的抗生素敏感。这有助于避免增加抗生素疗程进行复治——如果在治疗已经开始后才得到培养结果，就经常会发生这种情况。

3. 吃益生元食物支持微生物组

富含纤维和抗性淀粉的食物对健康的微生物组很重要，当你服用抗生素时，它们真的至关重要。它们不仅可以为微生物提供食物，还有助于促进菌种多样性，在服用一个疗程的抗生素后，菌种多样性可能会急剧下降。酸菜和泡菜等发酵食品可以喂养肠道细菌，它们本身也会提供更多的活微生物。

4. 不吃富含糖和淀粉的食物

要恢复你的微生物组，就必须从你的饮食中去除这些食物，当你使用抗生素时尤其如此。高糖和淀粉类食物（和饮料）在肠道中被分解成单糖，会让有害酵母菌疯狂进食，进一步加剧抗生素引起的微生物失衡。如果你容易感染酵母菌，那么严格遵循抗酵母菌饮食，在使用抗生素的同时杜绝摄入各种糖，坚持 30 天，可能有助于防止酵母菌过度生长。

5. 多吃抗酵母菌食物

抗生素是导致酵母菌过度生长的主要原因，这会使你更容易感染病毒。即使你在使用抗生素，也可以吃一些具有显著抗酵母菌特性的食物，帮助对抗抗生素的促酵母菌生长作用。这些食物包括洋葱、大蒜、海藻、芜菁甘蓝、南瓜子和椰子油。在使用抗生素时，确保你的饮食中含有大量的这些食物。

6. 泡香菇茶

香菇和灰树花在世界各地多种文化中用作药物，已有数千年的历史。它们具有显著的免疫增强特性和抗真菌作用。把两个干香菇切成小块，加入一小壶水（约4杯），煮沸。盖上盖子，用小火炖大约30分钟，过滤后端上桌。在使用抗生素期间，可以每天喝这种香菇茶。

7. 为肝脏提供支持

像大多数药物一样，抗生素在肝脏中被分解，所以服用抗生素时，为了避免肝脏损伤，必须尽可能确保肝脏健康。羽衣甘蓝、菠菜、宽叶羽衣甘蓝等深绿色绿叶蔬菜，西蓝花、甜菜和洋蓟有助于保持肝脏健康，促进健康胆汁的产生。服用抗生素时必须避免饮酒，因为酒精会增加肝脏中毒的可能性。

8. 停服抗酸药

服用抗生素时阻断胃酸是导致微生物灾难的原因，因为缺乏胃酸会使你容易受到致病菌过度生长和病毒攻击的伤害。你如果认为可能需要使用抗生素，至少要提前72个小时停止服用所有抗酸药，在服用抗生素期间也不要使用它们，以便让胃酸恢复到正常水平。

类固醇

类固醇与主动针对细菌的抗生素不同，它们通过缓解炎症和降低免疫系统的活性起作用，通常用于治疗严重的炎症（如关节炎、自身免疫病）或严重的过敏反应。强的松、可的松、地塞米松等类固醇可引起广泛的副作用，包括肠道生态失调和抑制免疫系统，因此是病毒感染的主要风险因素。使用高剂量类固醇（每天超过 20 毫克强的松）和/或持续使用超过 3 个月的人的风险极高。

需要咨询的问题

类固醇的关键问题是有剂量依赖性风险，而且风险是累加的，所以剂量越大，使用时间越长，风险就越大。关于类固醇需要了解的另一个问题是，它们不能突然停止使用，而是需要在一段时间内逐渐停用。需要咨询医生的主要问题是：

1. 我可以降低剂量吗（你的目标应该是把强的松的剂量降到每天 10 毫克以下）？

2. 每隔一天而不是每天使用这种类固醇药物，会怎么样？

3. 我可以试着逐渐停用这种类固醇药物，在症状再次出现时重新使用它吗？

4. 你能给我制定一份停药日程表吗？

可能的替代方案

考虑其他非免疫抑制抗炎药、吸收较差的制剂，以及对全身影响较小的合成类固醇。下面是一些你可以咨询的备选方案：

- 使用不抑制免疫系统的抗炎药，如非甾体抗炎药。尽管非甾体抗炎药对肠道来说仍然是一个问题，但与类固醇相比，它们因病毒感染引起并发症的风险要低得多
- 用类固醇霜剂或软膏代替口服类固醇
- 布地奈德等合成类固醇对全身影响较小

非甾体抗炎药

这些药物有助于缓解发烧、疼痛和炎症，包括所有含布洛芬的药物和阿司匹林。它们通常用于肌肉和关节疼痛，以及头痛和其他小毛病，与许多其他"特效药"一样，这种缓解是以损害肠道为代价的。非甾体抗炎药会增加肠黏膜的渗透性，导致肠道渗漏现象，这可能会让病毒进入你的内脏器官。

需要咨询的问题

要注意的关键点是将剂量保持在最小，尽可能使用对肠道影响较小的非甾体抗炎制剂，并了解是否可以选用非药物疗法缓解炎症。

1. 对肠道更安全的剂量是每天服用 200 毫克布洛芬或更少。这个剂量对我的病情仍然有效吗？

2. 我可以换一种对我的胃肠道毒性更小的非甾体抗炎制剂，如塞来昔布或酮咯酸吗？

可能的替代方案

- 非药物治疗，如冰敷、按摩、理疗、针灸等
- 对乙酰氨基酚（泰诺），在高剂量时可能对肝脏有影响，但对肠道的毒性比非甾体抗炎药小，所以它通常是更好的替代品
- 低剂量的非甾体抗炎药加对乙酰氨基酚（泰诺）

生物制剂

在过去的 10 年里，这些药物越来越受欢迎，几乎被用来治疗所有自身免疫病以及某些炎症。虽然疗效可能非常好，但它们会改变你的免疫系统，降低你对抗感染（尤其是病毒感染）的能力。如果你是 65 岁及以上的生物制剂使用者，生病已经导致你

的免疫系统受损，或者你正在使用类固醇等其他免疫抑制药物，那么你患病毒性疾病的风险会特别高，需要让你的医生密切监测感染的迹象和症状。考虑到它们的感染（和癌症）风险，谨慎的做法是在尝试了其他更安全的药物以及改变饮食和生活方式等方法之后，才考虑使用生物制剂。

需要咨询的问题

1. 这种药是治疗我的病情的唯一选择吗？

2. 我可以降低剂量或延长用药间隔时间吗？

3. 如果我的病情有所缓解，我是否可以停止用药，然后在症状再次出现时恢复用药？

可能的替代方案

- 改用美沙拉秦等不会增加感染风险的抗炎药
- 利用生物制剂进入缓解期，然后换成更安全的药物并改变饮食和生活方式，以维持缓解效果

阿片类药物

这些药物（也被称为麻醉药）被用于治疗各种急性和慢性疼痛，但正如我们在最近的阿片类药物流行中看到的那样，它们很容易上瘾，许多人最终使用它们的时间比本应该使用的时间长得多。大剂量和/或持续使用数月会抑制免疫系统的功能，并可

能导致末端器官损伤，使你更有可能因病毒感染而出现不良结果。阿片类药物会减少肺部的通气，因为影响大脑呼吸中枢而导致病毒性肺炎风险增加。现在，是时候与你的医生一起探索非麻醉性疼痛管理方法了。

应该咨询的问题

1. 真的有必要使用阿片类药物吗？我可以使用非麻醉性药物来缓解我的症状吗？

2. 是否可以降低剂量，或者用副作用更少的不同类型的阿片类药物来替代？

3. 我能在多长时间内安全地逐渐停用这种药？

4. 你能给我提供逐渐停药的时间表和资源，来帮助我停用这种药吗？

5. 如果我有戒断症状，该怎么办？

可能的替代方案

- 非药物治疗，如冰敷、按摩、理疗、针灸等
- 局部注射麻醉剂，尤其适用于关节或背部疼痛
- 非阿片类处方药，如加巴喷丁和阿米替林可以作用于中枢神经系统，减少痛觉
- 对乙酰氨基酚（泰诺）

化疗

化疗是指针对癌症的各种药物治疗。如果你患有癌症，正在接受化疗，就应该考虑采取额外的预防措施，避免接触病毒。某些化疗除了会削弱你的免疫系统外，还会导致肺纤维化和肺炎等问题。如果你感染了呼吸道病毒，肺纤维化和肺炎可能会导致预后不良。与你的医生讨论化疗的时机选择、治疗持续时间、药物数量和替代方案，看看是否可以将副作用降到最低，并确保在化疗期间和之后的几个月里饮食营养充足，以帮助你的肠道从有害影响中恢复过来。

应该咨询的问题

1. 有可能缩短治疗时间或减少化疗剂量吗？

2. 我注意到我的化疗方案涉及多种药物。减少药物数量是否仍然会取得较好的效果？

可能的替代方案

如果你患有癌症，一个疗程的化疗可能是不可避免的，但仍然值得咨询其他方案：

- 其他治疗方案，如光动力学疗法、激光疗法、免疫治疗、靶向治疗和激素治疗，可能有效，但不会产生相同的免疫抑制作用
- 自然疗法可以减少化疗对免疫系统和微生物组的毒性

激素

避孕药是最常见的避孕方式之一，也被用于减少痛经、清除痤疮、治疗子宫内膜异位症和减轻经前综合征症状。不幸的是，用于治疗绝经期症状的避孕药和激素替代治疗都会影响你的微生物生态系统，并可能导致生态失调。但扰乱你的微生物组并不是这些药物的唯一问题，它们还与血栓形成风险增加有关。血栓形成是新冠病毒等感染后的重要并发症，会引发皮疹、呼吸问题、心脏病和脑卒中。避孕药和激素替代治疗引起血栓形成的可能性非常低，但如果你正在服用这些药物，并且年龄超过 50 岁、肥胖、吸烟，或有潜在性凝血功能障碍史，有心脏病、高血压或以前出现过血栓或脑卒中现象，那么风险可能会增加，你应该与医生讨论继续服用它们是否安全。

应该咨询的问题

1. 考虑到目前的病毒威胁和发生凝血并发症的可能性，你认为我继续服用这种药物安全吗？

2. 降低药物剂量以降低血栓形成的风险是否合适？

3. 我是否应该换一种血栓形成风险更低的药物？

可能的替代方案

- 非激素避孕方法，如避孕套、非激素含铜宫内节育器、宫颈帽或阴道隔膜

- 局部激素替代治疗在皮肤表面使用贴片和凝胶，不会带来血栓的风险
- 治疗绝经期症状的自然疗法，如黑升麻、未经加工的大豆、亚麻籽、维生素E、瑜伽、呼吸练习、植物性饮食、冷饮、减少饮酒

质子泵抑制剂

参见第9章。

考虑服用益生菌

在我们深入研究哪种益生菌可能有助于对抗病毒的细节之前，让我们先了解一些定义：

- 益生菌（probiotic）是为宿主提供健康益处的活微生物，通常以丸剂、粉末或液体形式摄入。当我们谈论益生菌时，我们通常指的是补充剂中的微生物，而不是你肠道中的原生微生物
- 益生元（prebiotic）是促进消化道中有益菌生长的食物或成分。换句话说，它们是肠道细菌的食物
- 后生元（postbiotic）是肠道中的细菌消化、分解益生元纤维时产生的化合物

抗生素对病毒没有直接活性，益生菌也是如此。但是，益生菌可以通过多种机制帮助预防病毒感染，包括改善微生物组的多样性和组成，保持肠道屏障的完整性，产生具有抗病毒功能的活性代谢物，最重要的是增强免疫应答。

尽管益生菌可能有用，但评估益生菌的一个难点在于，它们属于补充剂的范畴，因此不受美国食品和药物管理局的监管。实际上，这意味着益生菌丸剂可能并不含有标签上所列的诸多细菌，或者这些细菌可能不是活的、没有活性。开始使用益生菌时，人们通常会对饮食和生活方式做一些有益健康的改变，或者偏向于相信益生菌会有帮助，这都让查明益生菌是否真的起作用变得更具挑战性。

虽然没有大量随机安慰剂对照试验（科学研究的黄金标准）研究益生菌在对抗病毒方面的益处，但我们有临床数据可以证明含乳杆菌和双歧杆菌菌株的益生菌在对抗轮状病毒、流感和病毒性胃肠炎方面有益处。在临床试验中，给住院的新冠肺炎患者服用某些高剂量益生菌组合，降低了需要使用呼吸机的比例、重症监护室收治率和死亡率。值得注意的是，这些益生菌组合不是现成的，而是由医疗专业人员在监督下配制的。

常见的益生菌菌株

以下是一些常见的细菌菌株，它们通常有助于修复生态失调，很多受欢迎的益生菌品牌中都有这些菌株：

- 嗜酸乳杆菌将糖发酵成乳酸，并产生有助于消化碳水化合物的淀粉酶。它是最受欢迎的益生菌之一，市面上的很多乳制品中都有这种益生菌。它对胃酸有很强的抵抗力，并能很好地黏附在肠细胞上，有助于防止机会致病菌繁殖。它们基本上占据了肠道"酒吧"里所有的凳子，使坏细菌无机可乘
- 干酪乳杆菌存在于口腔和肠道中，也存在于发酵的蔬菜、牛奶和肉类中。现已证明它与其他菌株结合，可以有效减轻一些胃肠道疾病（如抗生素相关性腹泻和感染性腹泻）和呼吸道感染
- 鼠李糖乳杆菌有很强的适应力，能抵抗胃酸和胆汁。它存在于口腔和胃肠道中，也存在于女性的阴道和尿道中，在那里它可以防止病原体获得立足之地。鼠李糖乳杆菌已成功用于治疗轮状病毒引起的腹泻，以及流感和病毒性肺炎。尽管它作为益生菌有很多用途，但它与免疫系统较弱的人感染有关
- 唾液乳杆菌可以帮助肠易激综合征患者抑制致病菌，减少排气
- 两歧双歧杆菌是大肠正常菌群的一部分，也是最常见的益生菌之一。它有助于分解和吸收单糖，并已被证明可以帮助感染普通感冒病毒的患者恢复免疫功能，减轻症状，缩短病程
- 长双歧杆菌是婴儿体内的原始菌种之一，可在结肠的

低氧环境中茁壮成长。它产生的乳酸有助于阻止病原体生长，还可以提高乳糖耐受性，预防腹泻，改善过敏

- 乳双歧杆菌也被称为动物双歧杆菌，已有大量文献描述了它对便秘型肠易激综合征患者改善腹部不适和腹胀的有益作用。此外，临床试验证明它可以保护乳糜泻患者的肠道细胞免受麸质损伤

如何选择益生菌

说到益生菌，虽然没有普遍适用的益生菌，但我可以给大家提供一些选择益生菌的一般性建议：

- 市场上的益生菌通常含有 10 亿~9 000 亿个菌落形成单位。选择含有乳杆菌和双歧杆菌这两个最重要的菌群，并且含量至少为 500 亿个菌落形成单位的益生菌
- 大多数益生菌都含有多种细菌菌株，目的是让它们协同作用，因为不同的菌株有不同的功能，没有一种菌株能提供所有的好处
- 选择有肠溶包衣的益生菌，以保护细菌不被胃酸破坏
- 确保产品在人类使用方面有良好的安全记录。检查互联网上可信的网站，看看是否进行了临床试验或其他科学研究，以便评估副作用，或者看看制造商是否提供了安全信息

- 查看保质期，并确定产品是否需要冷藏（大多数较好的产品都需要冷藏），以及在正常储存条件下是否稳定
- 制造商应保证产品经过测试，并证明其含有标签上所述的活菌量。这些信息应该印在包装标签或附加页上

我在医疗实践中使用最多的益生菌是 Visbiome，它含有 8 种活菌，被认为是一种高效的药物食品。Visbiome 的定义是："在医生监督下配制的可食用或分发给病人的食品，用于根据公认科学原则经医学评估确定有独特营养需求的疾病或病情的特定饮食管理。"与常规补充剂不同，药物食品受美国食品和药物管理局监管。

Visbiome 是为了促进肠道健康而以科学方法配制的产品，得到了 20 多年的研发和近百项科学研究结果的支持。我选择这种产品，是因为除了产品背后的大量研究，我还发现它在临床上对患有炎症性肠病、肠易激综合征、生态失调和其他肠道疾病的患者有帮助。当然，像所有益生菌一样，它与饮食调整结合的效果最好。

益生菌的局限性和风险

益生菌有很好的安全记录，但与任何治疗方法一样可能存在风险。制剂可能被有害菌株污染，对免疫系统受损的人来说，即使是制剂中的良性细菌也可能是一种危害。有害基因的转移和免疫系统的过度刺激很少见，但这些都是更严重的潜在副作用。

对普通人来说，益生菌的副作用通常很轻微，包括排气、腹胀、恶心和偶尔腹泻。当我开益生菌的处方时，我通常会告诉病人，一开始服用常规剂量的 1/4 或 1/2 剂量，然后在三四周内逐渐增加到全剂量，让身体有时间去适应。

即使一种益生菌有它声称的细菌数量，也不能保证这些细菌会积极地在你的肠道中定植，并导致你的微生物组发生变化，所以服用益生菌可能仍然有意义，但不要忘记增加纤维摄入量来喂养你现有的肠道细菌，并尽可能避免使用抗生素等耗损微生物的药物。

不要对补充剂抱不切实际的期望

如今，几乎每一种补充剂都声称对你的微生物组有益，或者声称它可以在某种程度上增强你的免疫系统，但依赖食物中的天然成分来摄取肯定效果最好，我们的大多数数据也都支持这些天然成分的有益效果。例如，你可以从柑橘、甜椒、草莓和番茄中获取大量的维生素C，从鱼和鸡蛋（还有阳光）中获取大量的维生素D，从杏仁、菠菜、西蓝花和橄榄油中获取大量的维生素E。

说到补充，要记住一点：关联并不一定意味着因果关系。维生素D缺乏与许多不同的病毒性疾病有关，包括流感、艾滋病、丙型肝炎和新冠肺炎，但这并不意味着补充维生素D就会使你免于感染病毒。健康状况不佳的人通常缺乏微量营养素，因此维生素水平低与包括癌症、非免疫性疾病和病毒感染在内的多种疾病有关不足为奇。

最根本的一点是：没有什么神奇的包治百病的补充剂，可以让你保持健康。如果你想要获得好处，就必须在饮食和生活方式上下功夫。不过，虽然从食物中获取所需的营养是我们的目标，但并不是每个人都能一直吃到这些健康食物，或者能够吃到足量的健康食物。补充剂有时可以帮助弥补不足。

保护自己免受病毒侵害还要解决生态失调问题，所以让我告诉你一些可能对你的微生物组有帮助的补充剂——它们与富含植物纤维的饮食相结合时效果尤佳。有的补充剂通过抑制不健康的细菌起作用，有的补充剂则会提高有益菌的水平，或具有抗寄生虫、抗真菌或抗病毒的作用。这里有一些你应该掌握的知识：

对治疗生态失调可能有用的补充剂

小檗碱：对白念珠菌和金黄色葡萄球菌有抑制作用

肠溶薄荷油：有助于治疗小肠细菌过度生长和肠易激综合征

大蒜：对细菌、真菌、病毒和寄生虫有抑制作用

谷氨酰胺：可能有助于修复肠黏膜生态失调和肠道渗漏

葡萄柚籽提取物：具有抗菌和抗真菌活性

菊糖：具有益生元特性的可发酵纤维，可促进有益菌生长

橄榄叶提取物：具有抗炎和抗菌作用

牛至油：对治疗指甲真菌感染和鼻窦感染有帮助，也有抗寄生虫的效果

车前子壳：植物纤维，有益生元和增加大便量的特性

茶树油：具有天然的抗真菌特性

姜黄根粉/姜黄素：具有抗炎和提高免疫功能的特性

锌：可增强肠道屏障功能

没有魔杖可以快速可靠地消除肠道微生物组受到的损害或优化你的免疫系统，但是只要清除有害药物，替换耗损的微生物，并确保你的微量营养素需求得到满足，长此以往，你就会从中获益。益生菌和补充剂不是万灵药，但与有意义的饮食调整相结合，它们可能会为你的抗病毒能力提供一些额外的好处。

现在，你已经知道应该如何加强你的肠道屏障了，接下来我们看看抗病毒肠道的日常是什么样的。

抗病毒肠道计划一览

我不太担心会感染病毒。这并不意味着我不会生病，但我会把所有负能量和对健康的焦虑转化为积极的行动，让我朝着不生病的目标前进。我的系统（我的日常习惯）支持我的目标（不生病）。正如詹姆斯·克利尔在他的畅销书《掌控习惯》中所说的那样，你的系统就是你每天为实现目标所做的事情。换句话说："确定了输入，就无须担心产出。"说到不被病毒击倒这个目标，我的系统就是"泥土、汗水和蔬菜"这个非常简单的例行程序：我尽可能每天走入大自然，出一身汗，确保自己吃下大量蔬菜。我不关心细节，比如：我不关心自己在户外待了多久，是走进树林还是只在附近散步，也不关心做什么样的运动，或者蔬菜是怎么烹制的。我的系统就是确保我每天都能做到这三点。当然，我也会做其他事情，比如注意我的睡眠时间和酒精摄入量，但"泥土、汗水和蔬菜"是我始终坚持的第一准则。

在这次疫情防控期间，我注意到一个现象：许多人都在寻找能破解病毒的"黑客"，以保护自己免于感染。我们都可以提高自己的抗病毒能力。虽然我已经给了你们很多干预措施，可以帮助你们做到这一点，但这些措施本身并没有立竿见影的功效。它们只是帮助你建立一个系统，让你每天始终如一地吸收最重要的东西。你每天做的那些小事会聚沙成塔，让你保护自己免受病毒性疾病的能力发生巨大变化——但你必须踏踏实实地去做这些事情。

虽然前面的章节提供了更具体的细节，但接下来我还要分享我每天必做（或不做）的 10 件事，让你大致了解一下抗病毒肠道计划的日常是什么样子，引导你朝着抵抗病毒的目标前进。

我的抗病毒十大行为准则

多吃蔬菜

不管是生的、蒸的、炒的，还是拌在奶昔里的，只要吃就行了，因为它们是你的肠道细菌大军必需的食物。如果你实施起来有困难，就采用我的"1—2—3 法则"，每天至少吃 6 份蔬菜。记住，蔬菜的多样性很重要，可以为你的微生物提供一系列营养物质，所以要记得每周吃 30 种植物性食物这个目标。

忽略来自工厂的食品

如果它被装在一个有标签和配料表的盒子、袋子或者小包装里（尤其是配料表列出一些你不会读的名称，看上去就像科学实验），那就放下它，选择一些来自树上、灌木丛或地下的食物——上面最好沾有泥土。

吃一些发酵食品

仅仅一汤匙的酸菜就含有多达 10 亿个活细菌，有超过 24 种可以帮助重新填充肠道的菌株，还有喂养肠道细菌的纤维。每天吃一小份（或者一大份）这类药膳。

适量饮酒或者不饮酒

如果你是男性，确保每周饮酒量不超过 14 杯；如果你是女性，确保每周饮酒量不超过 7 杯。请记住，"滴酒不沾"可能比"少喝一些"更容易驾驭，所以如果你正在努力控制饮酒，考虑一下完全戒酒是否更容易。

补水

除了其他饮料，每天至少喝相当于你 1/2 体重（磅数）的白开水（盎司数）。注意观察小便，确保尿液不是太黄，否则就表明你需要摄入更多的水。

避免不必要的药物

如非绝对必要，不要服用任何药物，因为很多药物会破坏你的微生物组或损害你的肠黏膜（或两者兼而有之）。尤其要小心抗生素、抗酸药、类固醇等免疫抑制药物及非甾体抗炎药。定期与医生一同检查你服用的药物，咨询是否有替代方案、是否可以降低剂量或完全停止服用。

睡眠

养成习惯，每晚不受打扰地睡 7~9 个小时，尽量每天在同一时间睡觉和起床，即使周末也是如此。

锻炼

每周有 5 天至少运动半个小时，让自己出一身汗。即使没有出汗，也要保证运动强度达到让你很难自如地说出完整句子的程度。

走到户外

每天花一些时间走到户外，即使只是在草地上坐一坐，或者在街区周围散步。即使天气不太好或者你真的不想这样做，也要坚持下去。

平静下来

每天花一点儿时间，全神贯注地做一些深呼吸或安静地冥想。如何做、在哪里做、什么时候做、做多长时间，都取决于你的时间表、环境和个人喜好，但是要制订一个定期做这件事的计划，然后开始执行。

你无法控制世界上发生的事情，但你可以控制你的身体里的内在世界。管理好这些小的、简单的但非常重要的事情，日积月累，它们会让你的身体发生巨大的变化。管理好你的输入，你就会获得增强抗病毒能力的产出。

推荐食谱

　　我提供这些食谱①，是为了帮助你花最少的力气，利用简单、美味、促进微生物的食材做出最可口的食物。这些都是你可以在任何时间吃的食物，放在早、中、晚餐都可以。你可以根据自己的喜好混合搭配（就像胶囊衣柜一样），既可以单独上桌，也可以作为配菜搭配餐桌上的其他食物。你会发现一个特点：虽然这些食谱并不都是严格的素食，但它们绝大多数都是植物性的，含有大量的纤维，可以喂养你的微生物，而且它们都不含加工过的碳水化合物、精制糖、乳制品、麸质或大量的动物蛋白。不想严格按照食谱来做吗？没问题！只需把配料表看成激励你多吃植物性食物的指南就可以了。如果你的盘子里有我推荐的食物，旁边还有对你的肠道不太好的其他食物，那也没关系。只要让那些食物少一点儿，让我推荐的食物多一点儿，就不会有什么问题。

---

① 所有食谱均由埃莉斯·穆塞尔斯提供。

推荐食物一览

- 烤桃子白豆沙拉配罗勒醋汁（242 页）

- 甜菜茴香橙子沙拉配孜然酸橙酱（244 页）

丰盛的一锅炖

- 摩洛哥香辣鹰嘴豆（246 页）

- 咖喱烤花椰菜（248 页）

- 墨西哥藜麦蔬菜香辣炖（250 页）

- 扁豆烤胡萝卜配柠檬香草芝麻酱（252 页）

- 杂烩蛋锅（255 页）

发酵类食物

- 发酵蔬菜（257 页）

- 简易椰奶开菲尔（259 页）

小吃

- 柠檬大蒜鹰嘴豆泥（261 页）

- 高纤维什锦干果（262 页）

- 根茎类蔬菜片配芝麻酱蘸料（263 页）

- 鸳鸯甘薯吐司（265 页）

甜点

- 风味奇亚籽布丁（268 页）

- "饼干面"球（269页）
- 巧克力橙子慕斯（270页）
- 煎桃酥（271页）

汤

杂烩汤

8人份

这道汤含有超过15种蔬菜和香草，如果你的目标是每周吃30种植物性食物，那么一碗汤能让你完成超过50%的目标!

食材

2汤匙橄榄油或鳄梨油

1个黄洋葱或甜洋葱，切丁

1瓣大蒜，切末

3根芹菜，切丁

4根胡萝卜，切丁

1茶匙干牛至

1 茶匙干欧芹

4 杯蔬菜汤，可以根据需要加大用量

3/2 杯熟白豆或 1 罐白豆罐头（15 盎司装，罐身不含双酚 A），沥干并冲洗干净

1 罐（28 盎司）番茄丁，或同等数量的新鲜番茄切碎

1 罐（6 盎司）番茄酱

6 杯蔬菜，切碎（西蓝花、红辣椒、黄南瓜、西葫芦、四季豆、花椰菜等）

3 杯新鲜菠菜叶（最后放入）

2 汤匙新鲜欧芹

适量海盐和现磨黑胡椒粉

干红辣椒碎（可选）

做法

在大锅里放油，用中火加热。加入洋葱、大蒜、芹菜和胡萝卜，炒至变成浅棕色。加入牛至和欧芹覆盖蔬菜。接下来，加入蔬菜汤、豆子、番茄和番茄酱。充分搅拌，然后将切碎的蔬菜放入锅中。加入足够的水或添加蔬菜汤至淹没蔬菜。大火烧开，然后转小火，盖上锅盖，煮 35~40 分钟，直到蔬菜变软。

关火，加入菠菜叶。盖上锅盖焖 5 分钟，把菠菜蒸熟。用盐和胡椒粉调味。根据需要，可以加入干红辣椒碎。

小扁豆汤

6 人份

这道超级简单的汤富含微生物可利用的碳水化合物，是微生物的美味佳肴。

食材

2 汤匙橄榄油

1 个中等大小的黄洋葱，切碎

2 大根芹菜，切碎

2 个大胡萝卜，切碎

2~3 瓣大蒜，切末

1 茶匙姜黄粉

1/2 茶匙孜然粉

3/2 茶匙干牛至

1 杯番茄丁（如果没有新鲜的，可以使用罐装或盒装的）

4 杯低钠蔬菜汤

1 杯褐扁豆或绿扁豆，漂洗干净

1 茶匙海盐，可以根据需要加大用量

现磨黑胡椒粉，可以根据需要加大用量

2 汤匙新鲜欧芹丁

3 杯新鲜菠菜或其他绿叶蔬菜

3/2 汤匙鲜榨柠檬汁（或取 1/2 个大柠檬榨汁）

干红辣椒碎（可选）

做法

在大锅里放入橄榄油，用中高火加热。加入洋葱，炒制五六分钟，直到洋葱几乎半透明。向锅中加入芹菜、胡萝卜、大蒜、姜黄、孜然和牛至，持续搅拌 8 分钟。将番茄连同汁水加入锅中，再煮几分钟。

加入蔬菜汤、扁豆、盐和黑胡椒。用大火把汤烧开后调至中低火。盖上锅盖，炖 45~60 分钟，直到扁豆变软。加入欧芹、绿叶蔬菜和柠檬汁并搅拌。再加一些盐、黑胡椒和干红辣椒碎（可选）调味。舀入碗中，享用你的植物动力餐吧!

———

速食糙米鸡汤

6 人份

除了鸡肉，这道丰盛的汤中还有很多蔬菜和佐料。你可以将糙米换成藜麦，也可以加入多种新鲜的香草。

食材

3/2 汤匙鳄梨油或橄榄油

1/2 杯洋葱丁

2 瓣大蒜

1 汤匙鲜姜磨碎，或 1 茶匙姜粉

1 汤匙新鲜姜黄磨碎，或 1 茶匙姜黄粉

3 个大胡萝卜，切成圆片

2 根芹菜，切碎

1 根欧洲防风，去皮切成圆片

6 杯鸡汤或蔬菜汤

1 磅去皮去骨鸡胸肉

1 根新鲜百里香

1 根新鲜迷迭香，再准备一些用于点缀

1 茶匙或适量海盐

适量现磨黑胡椒粉

1/2 杯生糙米

做法

在大锅里放油，中高火加热。加入洋葱、大蒜、姜、姜黄，炒制 3~5 分钟，直到变软。然后加入胡萝卜、芹菜、欧洲防风，再炒三四分钟，直到变软。加入汤、鸡胸肉、百里香、迷迭香、盐和黑胡椒粉。

用大火将汤烧开，倒入糙米。煮沸后，搅拌使汤盖过所有食材，然后转小火。盖上锅盖，炖 40~45 分钟，直到鸡肉和米熟透。

将鸡肉从锅中取出，放在砧板上，切成小块，然后放

回锅里。搅拌，调味，如果需要，可以加入更多的汤。用
新鲜迷迭香装饰后即可食用。

———

白豆蔬菜汤

4人份

这道汤色泽清亮，味道辛辣，含有大量植物性蛋白质
和纤维，一碗汤本身就是一顿令人难忘的晚餐。

食材

3/2 磅新鲜小番茄（参见备注）

2 个波布拉诺辣椒或阿纳海姆辣椒

1 个中号到大号的哈雷派尼奥辣椒

1 茶匙橄榄油

细海盐

4 整瓣大蒜，去皮

1 个中等大小的黄洋葱，切片

1/2 杯新鲜香菜碎，另外准备一些用于点缀

3/2 茶匙孜然粉

3/2 茶匙干牛至

现磨黑胡椒粉

2 罐（每罐 15 盎司）白豆，沥干并冲洗干净，或 3 杯
熟白豆

2 杯新鲜嫩菠菜

1 个成熟的大鳄梨，去皮，去核，切片

1 个酸橙，切成楔形

小萝卜片和干红辣椒碎，用作装饰（可选）

做法

将烤箱架放置在烤箱下方 6~8 英寸处，预热烤箱，在烤盘上铺烘焙纸。

小番茄去皮。清洗小番茄、波布拉诺/阿纳海姆辣椒和哈雷派尼奥辣椒，然后沥干。把它们放在准备好的烤盘上。淋上橄榄油。撒上盐，颠盘，使盐分布均匀。将蒜瓣淋上少许油，用小块烘焙纸包裹好，然后放在烤盘上。

约烤 10 分钟，直到小番茄和辣椒开始变焦。将洋葱放入烤盘，淋上少许油。把辣椒翻面，再烤 5~10 分钟，直到烧焦变软。放在一边冷却。

扔掉辣椒的茎和籽（如果你希望汤的口感更辣，就保留哈雷派尼奥辣椒籽），去掉包裹蒜瓣的烘焙纸。将烤好的小番茄、辣椒、洋葱、大蒜、1 杯蔬菜汤、香菜、孜然和牛至放入食品加工机或搅拌机中，搅拌成基本细腻光滑的菜泥，或者利用手持式搅拌机在深平底锅中搅拌。

将菜泥倒入中号深平底锅中，加入剩下的 3 杯蔬菜汤。用盐和黑胡椒调味。加入豆子。用大火煮开，然后转小火，盖上锅盖，约煮 20 分钟，使汤稍微浓缩。加入菠菜，搅拌至菠菜变软。如果你希望汤稀一些，可以多加点蔬菜汤。舀入碗中，撒上鳄梨片和香菜。上桌时可以在旁边放上切成楔形的酸橙，如果需要，还可以放小萝卜片和干红辣椒碎。

备注

找不到新鲜的小番茄？可以用一罐 11 盎司的完整小番茄，但不要烤它们。只需沥干水分，就可以和其他烤好的蔬菜一起放入食品加工机加工。

提示：再加一个哈雷派尼奥辣椒，做出来的汤口感更辛辣。

可以用切碎的羽衣甘蓝、叶甜菜或其他绿色蔬菜代替菠菜。根据需要调整烹饪时间，以确保绿色蔬菜保持鲜嫩。

————

免疫蔬菜汤
3 夸脱[①]

这道营养丰富的汤中还可以再加入一些蔬菜，如韭葱、青葱、球茎茴香和欧芹，所有这些都可以与汤的味道很好地融合在一起，为你和你的微生物组提供更多的营养。

——————

① 夸脱：液量单位，美制 1 夸脱约等于 0.94 升。——译者注

食材

 3 根芹菜，粗切

 2 个大胡萝卜，粗切

 1 个黄洋葱，粗切

 6 盎司香菇，粗切

 3 片 1/8 英寸厚的鲜姜

 2 茶匙去皮后磨碎的新鲜姜黄

 2 瓣大蒜，捣碎

 1/2 茶匙细海盐

 1/2 茶匙粗磨黑胡椒粉

做法

 把所有的材料加入压力锅（最好是 6 夸脱大小）。加入 2 夸脱水，搅拌均匀。盖好锅盖，将压力释放设置为密封。选择"汤/肉汤"，并将烹饪时间设置为高压下 30 分钟。

 压力锅烹饪周期完成后，让压力自然释放至少 20 分钟，然后将压力释放设置为排气，释放剩余的蒸汽。

 也可以将所有材料放入大汤锅，加入 2 夸脱水，用大火煮沸，然后转小火，盖上锅盖煮 1 个小时。

 取一只大碗，碗上放小孔滤网，将汤滤入碗中。丢弃固体食物，也可以跳过这一步，保留固体食物可以大大增加纤维含量。汤完全冷却并装入密封容器后，可以冷藏最多 1 周时间，也可以冷冻以备将来使用。

奶昔

丘特坎博士的"肠道福音"绿色奶昔

2~3 人份

这种营养丰富的奶昔将帮助你实现每天摄入 6~8 份绿色蔬菜的目标，这会让你的微生物组发生有意义的变化。益生菌可以帮助你的肠道增加有益菌的种类，但为了让这些细菌定植和繁殖，你需要摄入大量不易消化的植物纤维来喂养它们。每天一杯绿色奶昔是实现这一目标的好方法。一定要使用新鲜的、当地种植的有机农产品，加入蔬菜时要保留富含纤维的茎。还要加入大量的液体，这样它就不会太稠（应该是橙汁的稠度）。

你可以在推荐的基底中选用一种液体和一些绿色蔬菜来制作这种奶昔，但为了更加美味，也可以添加一些香草、香料和水果。

食材

基底

水，或无糖无味椰子水，或煮好的无糖花草茶

冰块，以根据需要调整稠度

绿色蔬菜

羽衣甘蓝、宽叶羽衣甘蓝、菠菜、叶甜菜或其他绿叶蔬菜（选两三种）各 1 把，满满当当地装大约一杯

1 根芹菜

香草和香料

1 小束新鲜欧芹、薄荷或香菜（可选）

1/2 英寸长的新鲜生姜，切片（可选，有助于肠道运动）

水果

小青苹果、梨、桃或油桃，或 1 个猕猴桃，或 1/2 杯菠萝或杧果，或 1/2 杯浆果（可选，最好选用一两种）

1/2 个柠檬，榨汁（可选）

做法

将所有材料放入高速搅拌机中搅拌均匀，然后立即饮用。一次喝不完的话，可以放冰箱冷藏，但不能超过 24 个小时。不过，因为各种成分会分离，所以在下次饮用前需要重新大力搅拌。干杯！

——————

蓝莓极乐奶昔

1~2 人份

可以用黑莓、覆盆子或草莓来代替蓝莓，也可以同时使用这 4 种浆果。使用不同的绿叶蔬菜，可以获得不同的

营养和味道，比如，可以使用羽衣甘蓝或长叶莴苣（罗马生菜）。

食材

1 杯植物奶，可以根据需要加大用量

2 大把新鲜菠菜或其他绿叶蔬菜

1/4 个大鳄梨

1 杯冷冻蓝莓

1/2~1 根冷冻香蕉

1 小撮海盐

做法

将奶、菠菜和鳄梨加入搅拌机中，搅拌至完全混合。加入蓝莓、香蕉和盐。搅拌至顺滑奶油状，可以根据需要调整植物奶用量。

————

热带绿色奶昔

1~2 人份

加入 1~2 汤匙熟芝麻，还可以增加蛋白质和健康脂肪含量。

食材

1 杯椰子水（用椰奶做的奶昔更加顺滑），可以根据需

要加大用量

    2 汤匙新鲜香菜

    1 把新鲜菠菜

    1/4 个大鳄梨

    3/2 杯新鲜或冷冻菠萝

    1 茶匙酸橙皮

    1 茶匙酸橙汁

    1 小撮海盐

做法

将椰子水、香菜、菠菜和鳄梨加入搅拌机，搅拌至完全混合。加入菠萝、酸橙皮、酸橙汁和盐，搅拌至顺滑，可以根据需要调整椰子水用量。

———

橙姜治愈奶昔

1~2 人份

不喜欢枸杞果？那就试试冻梨片吧。还可以用蒸熟后冷冻的花椰菜代替花椰菜米饭。但是一定要添加一些蔬菜，以保证纤维和抗病毒营养成分的含量。

食材

1 杯椰子水（用椰奶做的奶昔更加顺滑），可以根据需

要加大用量

  1 个橙子，去皮，切瓣，冷冻

  1/2 杯杜果，切成方块冷冻

  1/4 杯花椰菜米饭，冷冻

  1/2 匙姜黄粉

  1/2 英寸的新鲜去皮生姜切片

做法

  将椰子水、橙子、杜果、花椰菜米饭、姜黄粉和生姜放入搅拌机，搅拌至充分混合，可以根据需要调整椰子水用量。

———

巧克力覆盆子甜点奶昔
2 人份

  你可以用任何一种浆果制作这种放纵食欲的奶昔，也可以反其道而行之，用冻橙子片来代替覆盆子。这样做出来的奶昔的口感完全不同，但不会影响任何营养价值。

食材

  1 杯植物奶，可以根据需要加大用量

  1 根香蕉，切片冷冻

  1 杯覆盆子，冷冻

1 把新鲜菠菜

2 汤匙生可可或可可粉

1/2 茶匙香草精

1 小撮海盐

做法

将牛奶、香蕉、覆盆子、菠菜、可可、香草和盐放入搅拌机，搅拌至顺滑奶油状，可以根据需要调整植物奶用量。

沙拉

制作指南：既能满足食欲又让你感觉舒适的沙拉

与人们普遍认为的相反，沙拉既饱腹，又能给人满足感。它们可以为你提供大量的纤维和重要的营养物质，并将你与直接来自泥土的食物联系起来。坚持每天吃沙拉是在你的饮食中加入更多植物性食物（尤其是新鲜蔬菜、水果、坚果、豆类、种子和香草）的好方法。这里有一些万无一失的方法可以提升你制作沙拉的水平，让你摆脱单调乏味、失水萎缩的生菜：

- 不要拘泥于固定的材料，而是根据季节灵活调整。大自然母亲知道什么是最好的，它能在正确的时间给我

们的身体所需要的东西。在春夏季节多吃番茄、黄瓜和瓜类等含水量丰富的清淡食物，在秋冬季节多吃根茎类蔬菜等营养更丰富的食物

- 提前规划是快速简单地完成制作的关键。制作过程不必过于复杂。把生的蔬菜切碎，再烤一些；也可以把食材洗干净就食用。把它们放在冰箱里，混合搭配可以吃一周

- 平衡摄入蛋白质（可以是动物蛋白或植物蛋白）和健康脂肪（比如坚果、种子、鳄梨），以持续获得能量，平衡血糖，同时提供饱腹感

- 质感和生脆口感是满足感的关键。烘焙的鹰嘴豆、杏仁、核桃、葵花籽、胡萝卜、芹菜和豌豆都有这个特点，它们都是培养微生物的理想食物

- 在沙拉中加入一点儿水果有助于满足爱吃甜食的人。试试用新鲜的浆果、桃或菠萝增添有趣的果香

- 如果你想不出新鲜花样了，那就选择一些主题沙拉，混合到一起激发灵感，例如亚洲风味、墨西哥风味、希腊风味、泰国风味、摩洛哥风味等

- 等到最后一分钟再加入调料做最后的调味，然后加一些种子、香草、蔬菜芽苗和/或可食用的花朵来点缀

- 如果你不知道怎么做，可以去当地的农贸市场逛逛，或者逛一下杂货店，每周买一种新食材加到沙拉里。选择一种你从未尝试过或有段时间没有吃过的植物，

挑战自己，以这种新的"本周植物"为特色来做一顿饭。更多的品种等同于更多的营养，让你不断接近每周摄入超过 30 种植物这个重要目标

- 拿起叉子，感谢这些富含微生物的新鲜食物，然后尽情享受吧！

———

生脆卷心菜羽衣甘蓝沙拉
4 人份

利用这道美味简单的卷心菜羽衣甘蓝沙拉，让你的肠道保持健康，让你体内的微生物哼起幸福的歌谣吧。

食材

2 杯切碎的羽衣甘蓝叶

2~3 汤匙鳄梨油

3 杯切碎的红卷心菜

1 个中等大小的胡萝卜，切细丁

1 个中号哈雷派尼奥辣椒，去籽并切末

1/2 杯切碎的新鲜香菜，再准备一些用于点缀

1 个酸橙，榨汁

1 个酸橙，切片，装饰用

适量海盐

1/4 杯腰果碎

做法

在羽衣甘蓝中加入 1 汤匙鳄梨油，搓揉。用大碗将羽衣甘蓝、卷心菜、胡萝卜、辣椒和香菜搅拌在一起。淋上剩下的 1~2 汤匙鳄梨油和酸橙汁。加盐调味，再次搅拌。在上面撒上腰果碎和另外准备的香菜，配上酸橙片上桌。

———

根茎类蔬菜沙拉配香草醋汁
4~6 人份

这份基础性食谱非常灵活。用你喜欢的甜菜、胡萝卜、欧洲防风、红薯、萝卜或芜菁甘蓝随意组合，然后配上你喜欢的绿叶蔬菜。

食材

蔬菜

4 杯根茎类蔬菜，切丁或切丝

橄榄油，用于涂抹蔬菜

1 小撮盐

1/4 杯新鲜欧芹碎

8 杯绿色蔬菜（可以把菠菜、春季沙拉菜、野苣、芝麻菜混合到一起）

蔓越莓干和山核桃，用于点缀

酱汁（香草醋汁）

1/4 杯橄榄油

1/4 杯意大利香醋

1 汤匙枫糖浆

2 茶匙第戎芥末酱

1~2 汤匙切碎的新鲜香草（欧芹、百里香和迷迭香都可以）

适量海盐和现磨黑胡椒粉

做法

制作蔬菜：

预热烤箱至 200 摄氏度。在两个有边烤盘上铺好烘焙纸。

将根茎类蔬菜放入大碗，加入橄榄油、少许盐和欧芹碎，搅拌。将蔬菜放在单层烤盘上，放入烤箱烤 35~40 分钟，或烤至蔬菜边缘金黄酥脆。（烘烤时间取决于蔬菜切片厚度。）烹饪时间过半时翻一次面。将蔬菜从烤箱中取出，稍微冷却。

制作酱汁：

待蔬菜冷却后，在小碗中放入橄榄油、醋、1 汤匙水、枫糖浆、芥末酱、香草、盐和黑胡椒粉，搅拌，调制成酱汁。

用绿色蔬菜铺在碗底，放上根茎类蔬菜，然后加入一些蔓越莓干和山核桃，淋上酱汁。多余的酱汁可在冰箱中保存 5 天，加热后或常温食用。

芝麻菜沙拉配藜麦、鳄梨、蓝莓和核桃
4 人份

这款沙拉包含了很多对你有益的食物：绿叶蔬菜、健康的来自植物的油脂、全谷物、水果和坚果。

食材

酱汁（柠檬醋汁）

1/4 杯鲜榨柠檬汁

1 汤匙第戎芥末酱

1 茶匙枫糖浆（可选）

1 汤匙葱花

1/4 杯橄榄油

1/2 茶匙海盐

现磨黑胡椒粉

沙拉

6~8 杯芝麻菜

1 杯蓝莓

1 个鳄梨，切片或切丁

1 杯熟藜麦

1/4 杯核桃碎

做法

制作柠檬醋汁：

将柠檬汁、芥末酱和枫糖浆（选用）放入小碗，搅拌。加入葱花。慢慢加入橄榄油，搅拌至完全混合。加适量盐和黑胡椒粉调味。备用。

制作沙拉：

将芝麻菜、蓝莓和切好的鳄梨放入大沙拉碗中。接下来，加入藜麦，搅拌均匀，让所有食材都被涂抹上。把柠檬醋汁倒在沙拉上，搅拌均匀。在上面撒核桃碎。将剩余的柠檬醋汁放入冰箱，最多可保存 5 天。

————

烤桃子白豆沙拉配罗勒醋汁
4 人份

这款沙拉可以千变万化：可以用油桃、李子或杏来代替桃子，这些都可以放在烤架上烤；还可以用绿叶蔬菜代替芝麻菜。

食材

酱汁（罗勒醋汁）

1/4 杯橄榄油

3 汤匙鲜榨柠檬汁

1 瓣大蒜，粗切

2 茶匙第戎芥末酱

1/4 杯压实的新鲜罗勒叶

2 茶匙生蜂蜜或枫糖浆

1/2 茶匙海盐

现磨黑胡椒粉

沙拉

2~3 个成熟的桃子，去核，对半切开

2 个中等大小的西葫芦，纵向切片

橄榄油或鳄梨油，用于烘烤

1 杯熟白豆

2 杯新鲜樱桃番茄，对半切开

1 杯熟玉米

4~5 杯芝麻菜

1/4 杯烤杏仁片

海盐和现磨胡椒粉

做法

制作罗勒醋汁：

将橄榄油、柠檬汁、大蒜、芥末酱、罗勒叶、蜂蜜/枫糖浆、盐和胡椒粉放入搅拌机中（或者将所有食材放入大碗中，然后使用手持式搅拌机），搅拌至顺滑奶油状。根据口味调整酱汁。

制作沙拉：

将烤架预热至中高温。在桃子和西葫芦上刷油，然后将它们放到烤架上，烤三四分钟，直到微焦，中途翻面。（这是粗略的估计时长，具体取决于切片的厚度。）从烤架上拿起来备用。

把白豆、樱桃番茄和玉米放入大碗，加入1~2汤匙调味汁搅拌，直到它们裹上一层薄薄的调味汁。再取一只浅盘或大碗，将芝麻菜放到碗底，将白豆、樱桃番茄和玉米铺到芝麻菜上面，再把烤好的桃子和西葫芦放在最上面。然后，撒上杏仁片，淋上罗勒醋汁。用盐和胡椒粉调味。搅拌均匀，立即端上桌。

———

甜菜茴香橙子沙拉配孜然酸橙酱
4人份

甜菜中菊糖含量高，有助于促进肠道中有益菌的生长。孜然酸橙酱给本就美味的食材组合增添了一抹酸橙皮的香味。

食材

1大束绿叶蔬菜（可任意选择，芝麻菜或奶油生菜都值得推荐）

2个中等大小的甜菜，烤熟去皮

2个茴香头，处理干净后分成4等份，再切成薄片

1 个大脐橙，去皮，切成圆片

1/4 杯核桃碎

3 汤匙新鲜薄荷

1/4 杯鲜榨酸橙汁

2 茶匙枫糖浆

1/4 茶匙孜然（或适量）

1 汤匙新鲜香菜，切碎

适量海盐和现磨黑胡椒粉

1/4 杯橄榄油

做法

　　将绿叶蔬菜放入大碗中。然后将甜菜、茴香、橙子片、核桃碎和薄荷混合，加入绿叶蔬菜中。取一只小碗，将酸橙汁、枫糖浆、孜然、香菜、盐和胡椒粉放入碗中搅拌。慢慢滴入橄榄油，再次搅拌。将沙拉和调味汁拌匀，立即上桌。

丰盛的一锅炖

摩洛哥香辣鹰嘴豆

6~8 人份

这份食谱非常灵活，可以随意变化。如果希望营养更丰富，可以在食用前加一勺藜麦或糙米饭。没有西葫芦和南瓜？别管了！不喜欢辣？那就不加红辣椒粉！大蒜太多了？放两瓣就够了！想喝汤？那就加点儿汤。

食材

2 汤匙橄榄油

1 个洋葱，切碎

3 瓣大蒜，切末

3 根芹菜，切片

1 茶匙牛至粉

1 茶匙孜然粉

1 茶匙微辣红辣椒粉

1 茶匙香菜碎

1 小撮红辣椒粉

1 汤匙新鲜姜黄磨碎，或 1 茶匙姜黄根粉

4 根胡萝卜，切成圆片

1 个西葫芦，切片

1 个黄南瓜，切片

现磨黑胡椒粉，适量

3 杯熟鹰嘴豆，或 2 罐（15 盎司）包装不含双酚 A 的
鹰嘴豆罐头，沥干并冲洗干净

6 杯蔬菜高汤

1 茶匙海盐（或适量）

1 杯新鲜香草（可以用欧芹和香菜随意搭配组合），多
准备一些用于点缀

3 杯松散盛装的新鲜菠菜

2 个柠檬，榨汁

1 个柠檬，切片

做法

将橄榄油倒入大锅，中火加热。加入洋葱、大蒜、芹
菜，约炒 6 分钟，直到变软。接下来，加入牛至、孜然、微
辣红辣椒粉、香菜、红辣椒粉和姜黄根粉，炒 1 分钟。加
入胡萝卜、西葫芦、南瓜、胡椒粉，炒约 5 分钟，直到变软。

接下来，加入熟鹰嘴豆并搅拌，使其包裹上香料。倒
入高汤，加入盐和更多胡椒粉。用大火煮开，然后转小火，
盖上锅盖，炖 30~35 分钟，或者直到所有蔬菜可以用叉子
刺穿。

关火，加入香草和菠菜，用勺子搅拌均匀。加入柠檬

汁，再次搅拌。根据口味调整调味料。放上柠檬片和新鲜香草后，趁热食用。

———

咖喱烤花椰菜
4 人份

如果有一道菜能让你相信植物性食物风味十足，还能给人满足感，那就是这道菜了！经过调味的花椰菜与治愈系香料、丰盛的酱汁结合在一起，会让你从内到外感到安慰和滋养。用椰奶代替奶制品，可以使这道印度风味的餐点更加清淡。

食材

2 茶匙辛辣香料粉

1 茶匙姜黄根粉

1 茶匙孜然粉

1 茶匙甜微辣红辣椒粉

1 茶匙细海盐

1 颗中等大小的花椰菜头（约 900 克），去芯后切成小花

1/4 杯橄榄油

1/2 个黄洋葱，切细丁

2 瓣大蒜，切末

2 茶匙新鲜去皮姜末

2 汤匙番茄酱

3/2 杯番茄碎（也可选用 14.5 盎司罐装或坛装番茄碎）

1 杯椰奶或椰子奶油

1 汤匙或适量鲜榨酸橙汁（可以用柠檬汁代替）

1/4 杯新鲜香菜碎，再准备一些香菜叶用于点缀

印度香米或糙米，蒸熟备用

做法

烤箱预热至 230 摄氏度。将辛辣香料粉、姜黄根粉、孜然粉、甜微辣红辣椒粉和盐放入小碗，搅拌。把花椰菜放入有边大烤盘，淋上 2 汤匙橄榄油，搅拌至表面均匀。加入 1 汤匙混合好的香料，搅拌至均匀。将花椰菜均匀地铺成一层。约烤 12 分钟，直至花椰菜变成金黄色，质地脆嫩。中途翻面。

与此同时，将剩下的 2 汤匙橄榄油倒入大平底锅，中火加热。加入洋葱，约煎制 5 分钟，不时搅拌，直到洋葱变软。加入大蒜和姜末，再煎炒 1 分钟，然后加入番茄酱和剩余的香料。继续煎炒大约 1 分钟，直到香味飘出。

加入番茄碎和 1/4 杯水，搅拌均匀，铲起锅底焦煳的部分。煮沸，然后转小火慢炖大约 8 分钟，并不时搅拌，直到酱汁飘出香味，稍微变稠。加入烤好的花椰菜、椰奶和酸橙汁，小火慢炖，直到花椰菜变成你喜欢的硬度且酱汁热透。加入香菜搅拌。

用香菜叶装饰后，与米饭一起食用。

备注

喜欢吃辣的吗？可以在香料混合物和番茄酱放入平底锅时，加入 1/2 茶匙红辣椒粉。

喜欢柔滑酱汁吗？那就在加入花椰菜之前先用手持式搅拌机将调味料打成泥。

想要更多蛋白质？那就加入煮熟的红扁豆，做一顿更饱腹的饭菜。

———

墨西哥藜麦蔬菜香辣炖
6~8 人份

自我保健形式多样，有时是一大锅营养丰富的炖菜。在一周开始的时候做好一锅新鲜炖菜后，一碗美味炖菜随时让需要体贴照料的你感到舒适惬意。这道菜有大量治愈系香料、植物蛋白、颜色艳丽的蔬菜和绿叶蔬菜，会让你从里到外都感到温暖和滋养。

食材

2 汤匙橄榄油或鳄梨油

1 个洋葱，切碎

2 个大胡萝卜，切成薄片

2 根芹菜，切成薄片

2 瓣大蒜，切末

2 茶匙孜然粉

1 茶匙牛至粉

1 茶匙微辣红辣椒粉

1/2 茶匙红辣椒碎，再多准备一些用于点缀

3/2 茶匙海盐（或适量）

4~5 杯蔬菜碎（西葫芦、黄南瓜、红甜椒和花椰菜均可）

2 汤匙番茄酱

6 杯蔬菜汤，可以根据需要加大用量（参见备注）

1/2 杯熟藜麦

3/2 杯熟黑豆，或 1 罐（15 盎司）包装不含双酚A的黑豆罐头，沥干并冲洗干净

1 杯樱桃番茄，对半切开

1/2 杯新鲜香菜碎，再多准备一些用于点缀

4 杯松散盛装的新鲜菠菜

1 个大酸橙，榨汁

1 个酸橙，切成 6~8 个楔形

1 个鳄梨，切片

做法

将油倒入荷兰炖锅或大铁锅中，中火加热。加入洋葱、胡萝卜、芹菜，炒五六分钟，直到变软。然后加入蒜末、孜然粉、牛至粉、微辣红辣椒粉、红辣椒碎和盐。再炒 1 分

钟，直到食材被充分包裹。加入四五杯切碎的蔬菜，炒 5 分钟，直到变软。

加入番茄酱、肉汤和 1 杯水，煮沸（如果需要，可以调整肉汤和水的用量）。盖上锅盖，小火慢炖 10 分钟。加入藜麦和黑豆，再炖 15 分钟，或者炖到所有的蔬菜都能用叉子扎穿。关火，加入樱桃番茄、1/4 杯香菜、菠菜。用勺子搅拌均匀。把酸橙汁挤进锅里，根据口味加盐和胡椒粉调味。再挤一点儿酸橙，加入剩下的 1/4 杯香菜和红辣椒碎，趁热食用。每盛一碗，用楔形酸橙块、鳄梨片和香菜点缀。

备注

如果冷藏后变稠，可以加汤稀释。

———

扁豆烤胡萝卜配柠檬香草芝麻酱
4~6 人份

这道菜搭配绿叶蔬菜或全谷物（或者同时搭配两者）都很美味。如果你的时间不够，就只做扁豆，和其他食物一起吃；也可以烤一盘胡萝卜作为美味的配菜。芝麻酱可以用在素汉堡包或烤蔬菜上，或者作为凉拌菜蘸酱。

食材

酱汁（柠檬香草芝麻酱）

1/4 杯芝麻酱

1/2 个柠檬，榨汁

1 茶匙切碎的混合新鲜香草，如罗勒、香葱、牛至、欧芹

1/2 茶匙海盐

扁豆

3/2 杯干青扁豆

1 茶匙细海盐，可以根据个人口味加大用量

2 汤匙橄榄油

1 汤匙鲜榨柠檬汁（或适量）

现磨黑胡椒粉

烤胡萝卜

2 串（约 24 盎司）小胡萝卜

2 汤匙橄榄油

1/2 茶匙孜然

海盐和现磨黑胡椒粉

配料

4 杯压实的绿叶蔬菜或煮熟的全谷物

新鲜香菜叶，用于点缀

做法

制作柠檬香草芝麻酱：

将芝麻酱、柠檬汁、1汤匙水和香草放入碗中，搅拌。可以根据需要加水，使酱汁变得稀且柔滑，易于涂抹。尝一尝，用盐调味。备用。

将烤箱预热至约230摄氏度。

制作扁豆：

将6杯水、扁豆和盐放入深平底锅，大火烧开后调至中低火，炖20~30分钟，不时搅拌，撇去上面的浮沫，直到扁豆变软但保持形状（时间长短取决于扁豆的新鲜程度）。用漏勺沥干，然后放回锅里。加入橄榄油、柠檬汁、盐和胡椒粉调味。备用。

制作烤胡萝卜：

煮扁豆的同时烤胡萝卜。修整胡萝卜：如果是中等大小的胡萝卜，则切成2截；如果胡萝卜很大，则切成4截。将胡萝卜放入有边烤盘，加入橄榄油并搅拌，然后加入孜然、盐和胡椒粉调味。烤20~25分钟，不时搅拌，直到胡萝卜酥脆、嫩软、边缘金黄。（注意观察胡萝卜，将烤好的胡萝卜取出，未烤好的胡萝卜根据需要继续烤。）将大部分芝麻酱倒在热胡萝卜上，搅拌。

上桌：

将绿叶蔬菜或煮熟的谷物分装在单独的盘子里，或堆在大盘子里。在上面撒上扁豆和烤胡萝卜。把剩下的芝麻酱舀在上面。用香菜装饰，尽情享用吧！

杂烩蛋锅

4 人份

杂烩蛋是一道以辣椒和番茄为原料、香气浓郁的中东鸡蛋菜肴。把鸡蛋放进热酱汁里烤，然后撒上新鲜的香草和青葱。大蒜和抗炎香料让酱汁变得更有诱惑力。你可以提前两天做好酱汁，在加入鸡蛋之前加热。

食材

2 汤匙橄榄油

1/4 个小黄洋葱，切碎

1 个红甜椒，去芯，去籽，切碎

2 瓣大蒜，切末

1 茶匙微辣红辣椒粉

1/2 茶匙新鲜或干牛至碎

1/4 茶匙孜然粉

细海盐和现磨黑胡椒

2 杯罐装去皮整番茄，包括番茄汁

1 杯新鲜的嫩菠菜

4~6 个大鸡蛋

1/4 杯纯素干酪碎

1 根青葱，切成葱花（包括葱白和葱绿）

1/4 杯新鲜香菜或平叶欧芹，切碎

做法

预热烤箱至 204 摄氏度。在 10 英寸耐热煎锅中倒入橄榄油，中火加热。加入洋葱和甜椒，约煎炒 7 分钟，直到蔬菜变软并开始变黄，不时搅拌。

加入大蒜、微辣红辣椒粉、牛至、孜然、1/2 茶匙盐和少量胡椒粉搅拌。约炒 30 秒，炒出香味。把火调到中低挡，用手将番茄瓣碎，连同汁水倒入锅中，搅拌均匀。

沸腾后加入菠菜搅拌。继续炖 5 分钟左右，直到菠菜变软，酱汁散发香味。（如果酱汁太浓，可以加几汤匙水。）

取一只大勺子，用勺背在番茄混合物中压出 4~6 个凹坑，分别打入一个鸡蛋，加少许盐和胡椒粉调味。把平底锅移到烤箱里，约烤 12 分钟，直到蛋清稍微煮熟，但蛋黄还是溏心状态。（加入配菜时，鸡蛋还会继续煮。）

撒上纯素干酪、葱花和香菜（或平叶欧芹）后，即可食用。

备注

如果是素食主义者，就不要加鸡蛋，改用香煎豆腐块或其他植物蛋白。

发酵类食物

发酵蔬菜

4 品脱

自然发酵的蔬菜富含有益菌，还有可以让你的肠道微生物得到良好滋养、为你工作的纤维。自己发酵蔬菜可能看起来很难，其实却非常简单。你只需准备一些食材，再加上一点儿耐心，就可以自己动手做了。一定要使用蒸馏水、泉水或过滤水和无碘盐，否则发酵过程可能会受到影响。几乎所有硬质蔬菜都可以发酵，比如甜菜、小红萝卜、胡萝卜、青豆、黄瓜、花椰菜的花茎、洋葱、卷心菜或甜椒。要完成这份简单又营养丰富的发酵蔬菜，只需要准备 4 个容量为 1 品脱[①]的消过毒的有盖罐子、蔬菜、盐和水，就足够了！

食材

1 磅红甜菜

2 串小红萝卜

1/2 磅小胡萝卜

1/2 磅青豆

[①]　品脱：液量单位，美制 1 品脱约等于 0.473 升。——译者注

4 杯蒸馏水

2 汤匙细海盐或其他无碘盐

做法

红甜菜去皮，纵向切成两半，然后切成薄片（厚约 1/16 英寸），也可以把它们切成火柴棍大小的细丝。把切好的红甜菜放进一个罐子里堆好。

将萝卜整理好，根据大小切成 1/2 或 1/4，或切成 1/8 英寸厚的薄片，放进一个罐子里堆好。

将胡萝卜整理好，去皮或搓洗干净。纵向对半切开，或切成长条。装入 1 品脱的罐子后，使它们不超过距离罐子边缘 1 英寸的高度。

整理好青豆，使它们在装进 1 品脱罐子后不会超过距离边缘 1 英寸的高度。装进罐子后压实。

在大玻璃水壶或碗中放入水和盐，搅拌，直到盐溶解。把盐水倒在蔬菜上，在罐子顶部留出至少 1 英寸的空间。盖紧罐子，放在室温下。每天打开每个罐子一次，释放发酵过程中产生的气体。如果上面有霉菌或浮沫，撇去。品尝发酵后的蔬菜，待变成适合你的口味后（通常需要 3~5 天），将它们放入冰箱冷藏。低温会减缓发酵。发酵好的蔬菜最多可冷藏保存 1 个月。

备注：

可以添加香料、香草、大蒜、生姜或辣椒等芳香料，为发酵蔬菜增加额外的味道。以下是每品脱发酵蔬菜的配料量：

甜菜里可以加 3 片鲜姜和 1/2 茶匙橙子皮

小红萝卜里可以加 1 个切成片的蒜瓣

胡萝卜里可以加 1 片桂叶和 1 茶匙香菜籽（或 3 片鲜姜）

————

简易椰奶开菲尔
2 人份

开菲尔是一种浓郁的牛奶或水基饮料，由细菌和酵母菌混合发酵而成，是多种健康微生物的丰富来源。在商店里可以买到供商业销售的开菲尔，但这里的配方可以做出更美味、更健康的开菲尔。细菌和酵母菌的共生组合形成的类似小花椰菜花茎的颗粒，可能含有多达 30 种有益菌。

食材

1/2 杯开菲尔菌

2 杯椰奶

做法

将开菲尔菌放入 1 夸脱的宽口罐或玻璃瓶中，倒入椰奶。在顶部铺上一块方形纸巾，用皮筋固定，不要盖盖子。让椰奶在室温下放置 12~15 个小时（温度较高则缩短时间，温度较低则延长时间），直到椰奶由于开菲尔菌的培养而变得黏稠。用滤网和勺子取出培养好的椰奶凝乳，将开菲尔菌放回罐中，用于制作另一批开菲尔。

小吃

柠檬大蒜鹰嘴豆泥

4 人份

植物蛋白和健康脂肪融合在一起，制作简单，营养丰富。切一些蔬菜，与美味的鹰嘴豆泥放在一起搅拌，做出一种令人满意的健康零食。

材料

3/2 杯鹰嘴豆，沥干冲洗

1 大瓣蒜，切末

2 汤匙鲜榨柠檬汁

1/4 杯芝麻酱

2 汤匙橄榄油，再准备一些用于点缀

1/2 茶匙孜然粉

1/2 茶匙柠檬皮碎（或适量）

欧芹碎和微辣红辣椒粉，作为点缀

做法

将鹰嘴豆和大蒜放入高速搅拌机或食品加工机，搅拌1分钟。

加入柠檬汁、芝麻酱、橄榄油、孜然、柠檬皮和 2 汤匙水，再搅拌 1 分钟。淋上橄榄油，撒上欧芹碎和红辣椒粉。

备注

制作一份随吃随取的零食：取几个 4 盎司玻璃瓶，在瓶底放入约 1/4 杯鹰嘴豆泥，然后用蔬菜条装满瓶子，盖好盖子，最多可以冷藏储存 3 天。

高纤维什锦干果
4 杯份

这种什锦干果是一种可口的简单零食，不含糖，纤维含量高。可以用玻璃瓶装好，放在桌子上；也可以做成单独的小包装，放进包里，或者在下次远足时带上。

食材

1/2 杯葵花籽仁

1/2 杯南瓜子仁

1 杯核桃仁或杏仁

1 杯杏干（未经硫处理）

1/2 杯椰子片

1/2 杯无糖樱桃

做法

把葵花籽仁、南瓜子仁、核桃仁、杏干、椰子片和无糖樱桃放到碗中，混合均匀，然后装进容器里，密封保存。

―――

根茎类蔬菜片配芝麻酱蘸料
4 人份

用更健康的自制食品代替从商店购买的食品是一件非常令人满意的事情，这些烤蔬菜片就是一个很好的例子。在上面淋上芝麻酱，可以获取额外的营养和孜然等抗炎成分。

食材

根茎类蔬菜片

1 个大甘薯

1 根日本山药

2 个大甜菜

橄榄油或鳄梨油（约 1 汤匙），用于涂抹

1 茶匙海盐（或适量）

芝麻酱蘸料

1/2 杯芝麻酱

1/2 茶匙蒜粉

1/2 茶匙孜然

1/2 茶匙海盐

1/4 杯温水（用于调整蘸料的稠度）

少许微辣红辣椒粉和 1 根新鲜欧芹，用于点缀

做法

制作根茎类蔬菜片：

预热烤箱至约 190 摄氏度。在两个大烤盘上铺好烘焙纸。

将甘薯、山药和甜菜去皮，切成薄薄的圆片。可以用手持蔬菜切片机或曼陀林切片机（设置为 1/16 英寸）来完成这项工作。把切好的蔬菜放在一个大碗里，加油搅拌，使所有圆片都涂上一层薄薄的油。（这可能需要分批次完成。）

将切好的蔬菜平铺在准备好的烤盘上。约烤 20 分钟，12 分钟后翻面。当圆片边缘呈金黄色时，从烤箱中取出。放置 5 分钟，让薯片变脆后再吃。如果需要，可以再撒一点海盐和其他调味料。用剩下的蔬菜重复烘烤过程。将烤好的蔬菜盛在一个浅碗里，配芝麻酱食用。

最好立即食用。将吃剩的蔬菜片装进密封容器中，最多可保存 2 天。

制作芝麻酱蘸料：

将芝麻酱、蒜粉、孜然和盐放入小碗中，搅拌至顺滑。慢慢加入温水，搅拌至所需的稠度。根据口味调整调味料。上面撒上微辣红辣椒粉和欧芹碎。和蔬菜片一起食用。吃剩的酱汁冷藏，最多可以保存 5 天。

备注

制作蔬菜片还可以选用其他蔬菜，包括欧洲防风、小红萝卜、黄马铃薯、胡萝卜、芜菁甘蓝和大头菜。

蔬菜片很容易烤糊，根据厚度不同，烘烤时间也会有所不同。翻面后，每隔几分钟检查一下，并相应地调整烘烤时间。

鸳鸯甘薯吐司
8个吐司或4人份

甘薯营养丰富，含有大量的钾、β–胡萝卜素（你的身体会将其转化为维生素A）、镁以及可溶性和不溶性纤维。也可以使用鳄梨泥、萝卜片，撒上熟芝麻，或者用你自己选择的坚果黄油和浆果，制作一个甜吐司。

食材

1个大甘薯（3/4~1磅），洗净但不要去皮

鳄梨油或橄榄油，用于涂抹

辣味佐料

1个成熟鳄梨，去核，去皮，切薄片

细海盐

4个小红萝卜，切成薄片

4茶匙熟芝麻

1/2 茶匙红辣椒碎

1/2 杯蔬菜芽苗

少许芝麻酱或任何芝麻酱调味料

甜味佐料

1/4 杯果仁酱，品种任选

1/4 杯新鲜浆果

4 茶匙熟芝麻

1 茶匙肉桂粉

做法

　　将烤箱预热至约 218 摄氏度。在烤盘上铺好烘焙纸。去掉甘薯的两端，然后从一侧纵向切去薄薄的一片。将甘薯切平的一面朝下，放到砧板上。这样在切片时容易固定住甘薯。

　　将甘薯切成 1/4 英寸厚的薄片。应该能切 8 片。在甘薯片的两面刷上薄薄一层油，然后平铺到准备好的烤盘上，彼此不要接触。烤 20~25 分钟，直到边缘变软变黄，在烤制过程中翻一两次面。

　　把甘薯片分装到 4 个盘子里，每盘 2 片。

　　添加辣味佐料：

　　将鳄梨片按吐司数量平均分成 4 份，分别盖在每个盘子里装着的甘薯吐司中的 1 片上。用叉子将鳄梨轻轻捣碎，然后撒上少许盐。将萝卜片、熟芝麻、红辣椒片和绿叶蔬菜均匀地盖到每个盘子里的鳄梨上。再撒上一点儿盐，淋上芝麻酱或芝麻酱调味料。上桌。

添加甜味佐料：

将果仁酱按吐司数量平均分成 4 份，分别盖在每个盘子里装着的另外一片甘薯吐司上。将浆果、熟芝麻和肉桂粉均匀地放到果仁酱上。如果需要，再淋上一点儿果仁酱。上桌。

没吃完的吐司装入容器中，可以冷藏一个星期。拿出来吃之前需重新加热或用烤面包片机烘焙。

提示

你可以在辣味吐司上放一个鸡蛋，或者烟熏鲑鱼和酸豆。对于另一种甜味吐司，可以尝试各种坚果酱、香蕉片和可可粒。有无限多种可能在等着你！

甜点

————

风味奇亚籽布丁
2 人份

尽管被归到甜点类，但这种由富含纤维的奇亚籽制成的食物非常健康，不仅可以帮助你填饱肚子，还能滋养你的微生物。

食材

1 杯植物奶（最好是椰奶）

1 汤匙枫糖浆（或适量）

1 个柠檬皮擦成丝，再准备一些用于点缀

1/2 茶匙香草精

1 小把细海盐

1/4 杯奇亚籽

新鲜水果，用于佐餐（可选）

做法

将植物奶、枫糖浆、柠檬皮丝、香草精和盐放入小碗，搅拌均匀。加入奇亚籽，搅拌至完全混合。盖上碗或将混合好的食材转移到玻璃瓶中，确保布丁有膨胀的空间。冷藏至少 3 个小时，甚至过夜。最好在布丁开始变稠后每 2 小时搅拌一次，以帮助奇亚籽均匀分布。

单独食用很美味，也可以搭配新鲜水果食用。吃不完的布丁可放到冰箱中，最多可以冷藏 5 天。

"饼干面"球

16 个 3/2 英寸的球

谁的手伸进了饼干罐？赶紧去做这种生"饼干面"球，你马上就会发现，能吃到这么好吃的东西真是太幸福了。吃上一口，你再也不会想吃那些糖、面粉和加工食品。这些"饼干面"富含健康脂肪、蛋白质和其他营养丰富的成分，既可以作为中午的提神点心，也可以作为令人满意的餐后甜点。

食材

1 杯腰果

1/2 杯山核桃仁

1/2 杯核桃仁

1/4 杯枸杞子

1 汤匙椰子油

2 汤匙枫糖浆

1/2 茶匙肉桂粉

1 茶匙香草精

1 小把海盐

2 汤匙可可豆碎

做法

把腰果、山核桃仁和核桃仁放进食品加工机，加工成块，但不要加工成粉末。加入枸杞子、椰子油、枫糖浆、肉桂粉、香草精和盐。混合后加工，直到逐渐达到面团的黏稠度，但仍然有小块的坚果和枸杞。加入可可豆碎，用脉冲模式搅拌几次，使可可豆碎融合。

制作面球： 用小勺子（直径约 3/2 英寸），或者用手，每次取 1 汤匙"面团"，团成球形。因为食材主要是坚果，用手团"面球"会感觉很油。无论是用勺子还是用手，在把"面团"放在盘子或托盘上之前，一定要把"面球"团紧实。冷冻 30 分钟，使"面球"成形。冷藏最多可以保存 5 天，冷冻最多可以保存 2 个月（你能忍得住的话）。

———

巧克力橙子慕斯

2~3 人份

巧克力和鳄梨组合，再加上一点橙子和肉桂粉，就变成了奶油味最浓、最梦幻的甜点，色香味俱全！

食材

2 个成熟鳄梨，去皮，去核

1/4 杯生可可粉

1~2 汤匙椰奶（调整到所需的稠度）

4~5 汤匙枫糖浆

1/2 茶匙香草精

1/2 个橙子，榨汁（约 1 汤匙）

1 茶匙橙子皮，再准备一些用作浇头

1/2 茶匙肉桂粉

1 小撮海盐（必不可少！）

做法

将鳄梨、可可粉、椰奶、枫糖浆、香草精、橙汁、1 茶匙橘子皮、肉桂粉和盐放入食品搅拌器或高速搅拌机中搅拌。慢慢加入少许椰奶，直到达到所需的稠度。侧壁上的慕斯需要刮下来（这是一道浓稠的甜点）。

将慕斯放入冰箱冷藏至少 30 分钟，待风味形成后再食用。冷藏保存最多 2 天。食用时装到小碗中，撒上橙子皮。

———

煎桃酥

6~8 人份

松脆的燕麦浇料、酥脆的藜麦和香甜的桃子馅一起，在煎锅里组成了一个高纤维的夏日派对！

食材

1 汤匙融化的椰子油

燕麦浇料

3/2 杯传统燕麦片

1/4 杯熟藜麦

1/4 杯燕麦粉

1/2 杯坚果碎（杏仁、山核桃仁或榛子都可以，可选）

1/2 茶匙海盐

1 汤匙椰子糖或枫糖浆（椰子糖会让表面有点脆）

1/4 杯椰子油，软化但不能融化，再准备一些用于涂抹煎锅

1 茶匙香草精

桃子馅

2~3 磅成熟但半硬的新鲜桃子，去皮，去核，切成 1/2 英寸厚的楔形

1 汤匙或适量枫糖浆

1 汤匙木薯淀粉

1 汤匙鲜榨柠檬汁

做法

烤箱预热到约 190 摄氏度。在 10 英寸的煎锅中薄涂一

层融化的椰子油。

制作燕麦浇料：

在一个中等大小的碗里放入燕麦片、藜麦、燕麦粉、坚果（选用）和盐，然后搅拌。加入椰子糖、软化的椰子油和香草精，搅拌至所有食材均匀湿润并凝集成团。备用。

制作桃子馅：

在一个中等大小的碗里放入桃子、枫糖浆、木薯粉和柠檬汁，然后搅拌。将馅料倒入准备好的铸铁锅中，均匀地铺成一层。在上面放上燕麦浇料。约烤 45 分钟，直到桃子变软，汁水冒泡，浇料酥脆、呈金黄色。在铁架上冷却至少 15 分钟，或冷却至室温。

致谢

　　在新冠肺炎大流行开始后的几个月内，科学文献中开始出现将肠道微生物组的健康状况作为新冠肺炎后果预测指标的临床研究，而同期出现的一些令人信服的数据则表明胃酸（不足）与感染可能性之间存在某种联系。这本书的开头部分是我按照出版经纪人霍华德·尹的建议完成的。他说，以时事评论的形式阐明这些肠胃问题可能是一件对公共事业有益的工作。随着一篇篇重要的科学论文指出肠道健康与感染新冠病毒的结果存在某种联系，我对在患者、朋友和家人中传播这一消息的兴趣（实际上是痴迷）与日俱增。最终，我就写了这本书。如果没有露西娅·沃森领导的 Avery 出版团队，这是不可能完成的。露西娅相信，我利用周末在厨房桌子上匆忙起草的提案最终可以成为一本具有教育意义且能拯救生命的书。这给了我动力，使我能够埋头阅读数百篇研究论文，及时跟踪日新月异的科学发展。乔治敦大学信息管理学院的副院长道格拉斯·瓦尔纳是这类资料的坚定提供者，他每月为我提供有关新冠肺炎疫情的最新科学文献摘要，让我免去了自己搜集资料的繁重工作，帮我节省了大量时间。编辑凯瑟琳·赫克在恰当的时机给了我恰当的建议，帮助我把一份文笔笨拙、组织混乱的初稿修改成了更容易理解的东西，而且她始终是那么友好、温和。莱斯利·安·伯格负责我工作上除写作以外的所有事情。当我错过最后期限并将其他项目上的工作推给她时，她非常耐心和宽容，这也让我可以把更多的时间用在这本书的创作上。艾达·伯格斯特龙医生、莫娜·萨特芬和艾丽西亚·索科尔不仅是我的好朋友和章节内容的忠实读者，还是始终支持我的好姐妹，曾无数次鼓励我完成这本书。感谢我的丈夫埃里克，他在10多年前就鼓励我"做你喜欢做的事——去林间跑步和创作"。感谢我亲爱的悉尼，有多少个夜晚我因为忙着写这本书而不能和全家人一起看电影，但你从无怨言——我亏欠你们的太多了！